発達障害の人が自己実現力をつける本

社会に出る前にできること

監修 高山恵子
NPO法人えじそんくらぶ代表

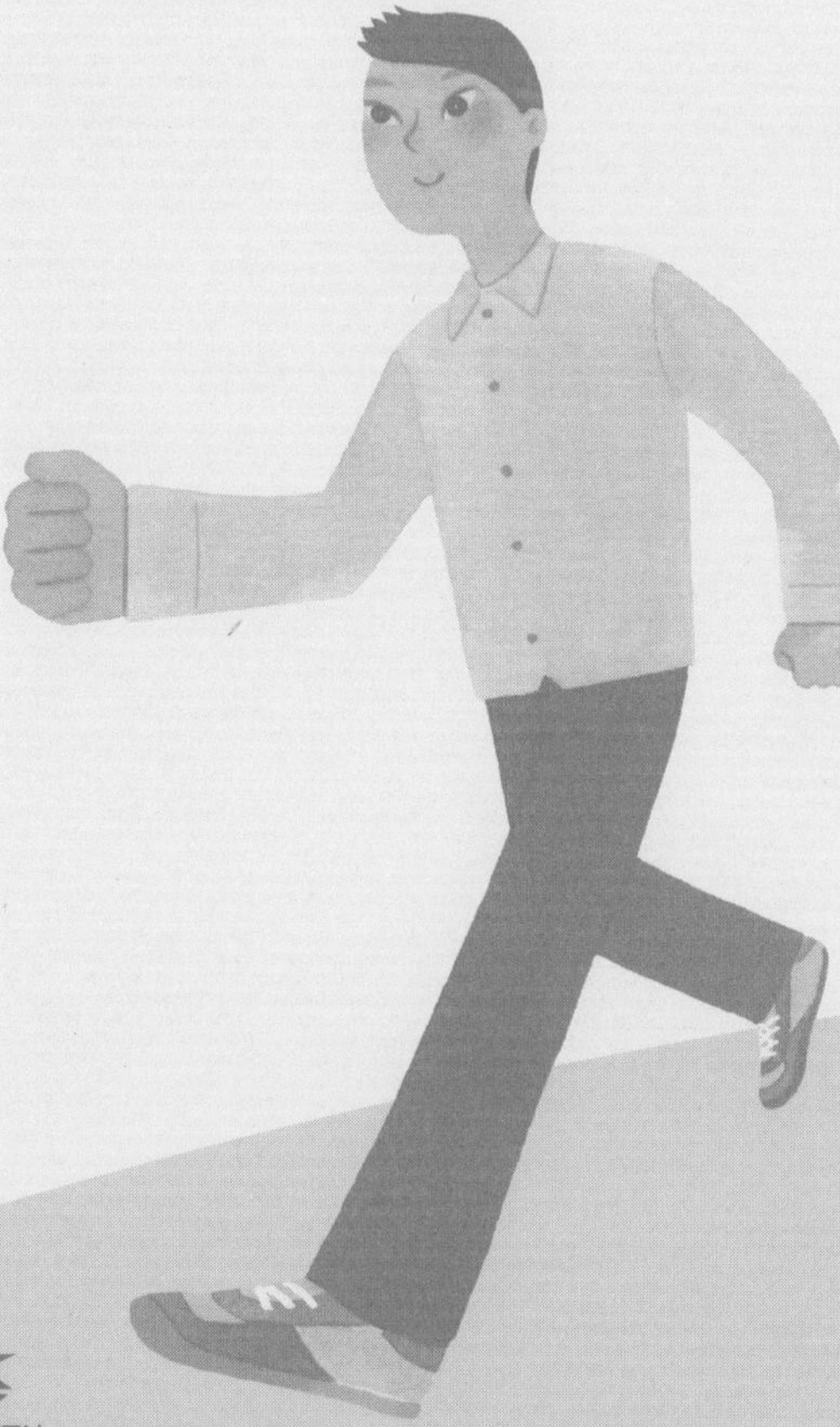

健康ライブラリー
スペシャル
講談社

まえがき

近年、発達障害が一般に広く知られるようになり、さらにさまざまな研究も進んでいます。発達障害は脳内の神経伝達物質に、ひとつの原因があるらしいとわかってきたのも、その例です。発達障害の原因そのものに、本人が対処することはできません。発達障害は本人や育て方のせいではないのです。

発達障害には、多動や不注意、衝動性、こだわりやコミュニケーションの苦手さといった特性があります。こうした特性は、本書で解説する「安心感を得る」ことで、改善する可能性があります。発達障害では不安感がストレスになり、特性を増幅させます。安心感を得ることでストレスが軽減し、その次の段階に進むことができます。次の段階とは、集中、記憶、実行機能などの力をつけることです。その先にメタ認知――自己理解があります。自分の強みを知り、伸ばすことで自己実現が可能になります。

自己実現力とは、自立する力、豊かな人生をつくる力でもあります。本書では、安心感を得ること、身につけておきたいスキルなど、主に社会に出る前の、発達障害がある本人に向けて解説しています。高校生や大学生を対象にしていますが、もちろん、保護者や支援者、成人当事者の方にも、ぜひ読んでほしい一冊です。最後の章には、親御さんに伝えたいことをまとめました。

これまで、発達障害の子どもの自立について保護者や支援者向けに二冊の本を出しました。『発達障害の子どもの実行機能を伸ばす本』は小学生から、『発達障害の子どもに自立力をつける本』は思春期以降の中高生を念頭においています。この二冊に続くのが本書です。本書が、発達障害の本人だけでなく、多くの方の役に立つことを祈っています。

NPO法人えじそんくらぶ代表
高山恵子

発達障害の人が自己実現力をつける本
——社会に出る前にできること

もくじ

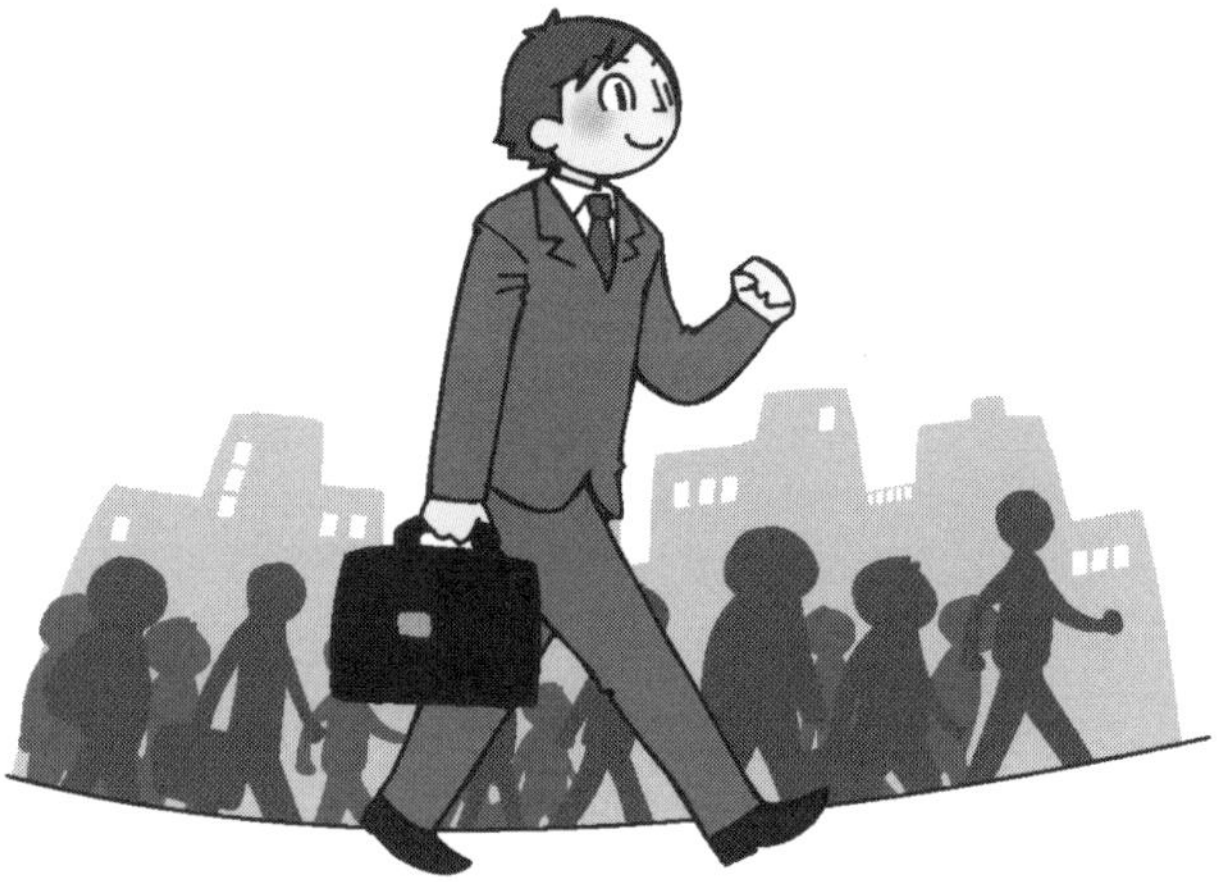

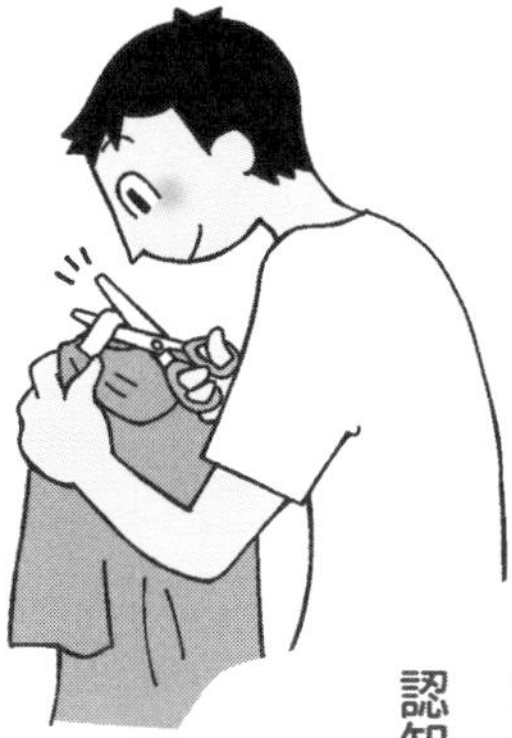

2 心身の安心感を得る

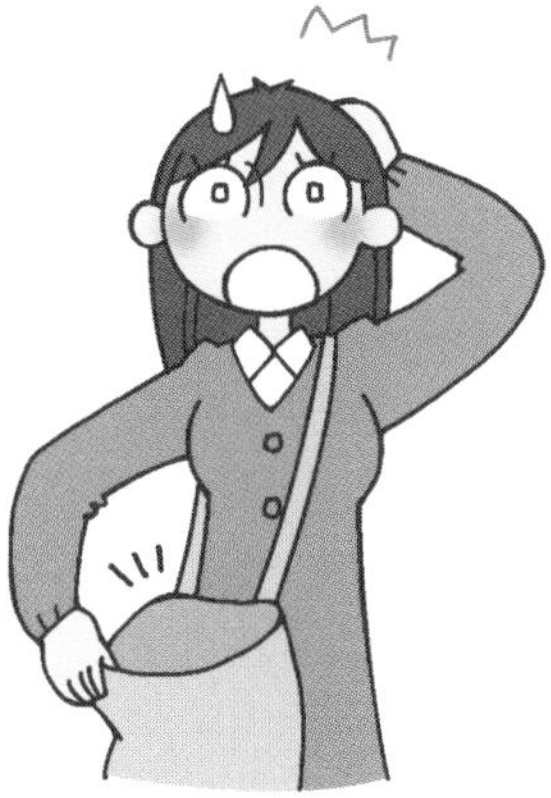

3 自分をたいせつにする

4 スキルを身につける

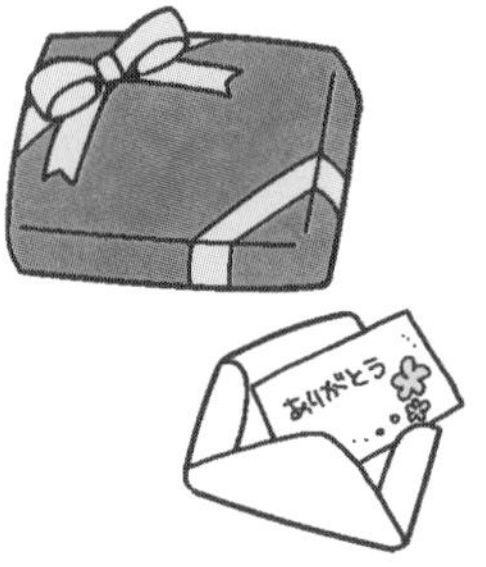

5 親が今できること

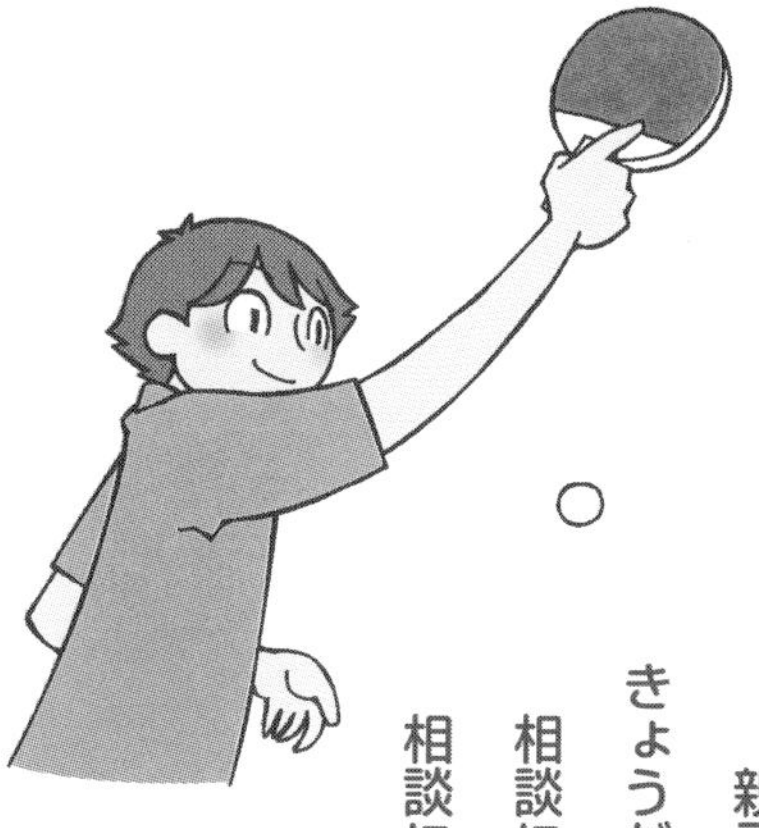

自己実現力は豊かな人生に直結する力

自己実現力とは

この本では、「自己実現」を、自分らしさを生かして社会貢献するという意味で使います。そのための力が自己実現力です。たいせつなのは、自分らしさとは、人と比較した自分ではないことです。また、社会貢献とは、ひとりでがんばらず、支援や合理的配慮を得ながらの社会貢献でもいいのです。

自己理解が必要

自己実現するためには、自己理解が必要です。社会の役に立つ自分の強みはなにか、弱みに対してどんな支援があれば自分の可能性が高まるかを知っておきましょう。

自己実現　自分らしさを生かして社会貢献していくこと

社会貢献とは

社会貢献とは、働いて収入を得ることだけをいうのではありません。有給や無給に関係なく、人の役に立つことです。ボランティアでもいいし、社会の大勢でなくだれかひとりの役に立つのでもいいのです。

これは誤解

自己実現という言葉を誤解している人もいます。例えば、下記のような意味で使うのは誤解にもとづくもので、自己実現とはいえません。

- 好きなことをやること
- 賞賛されること

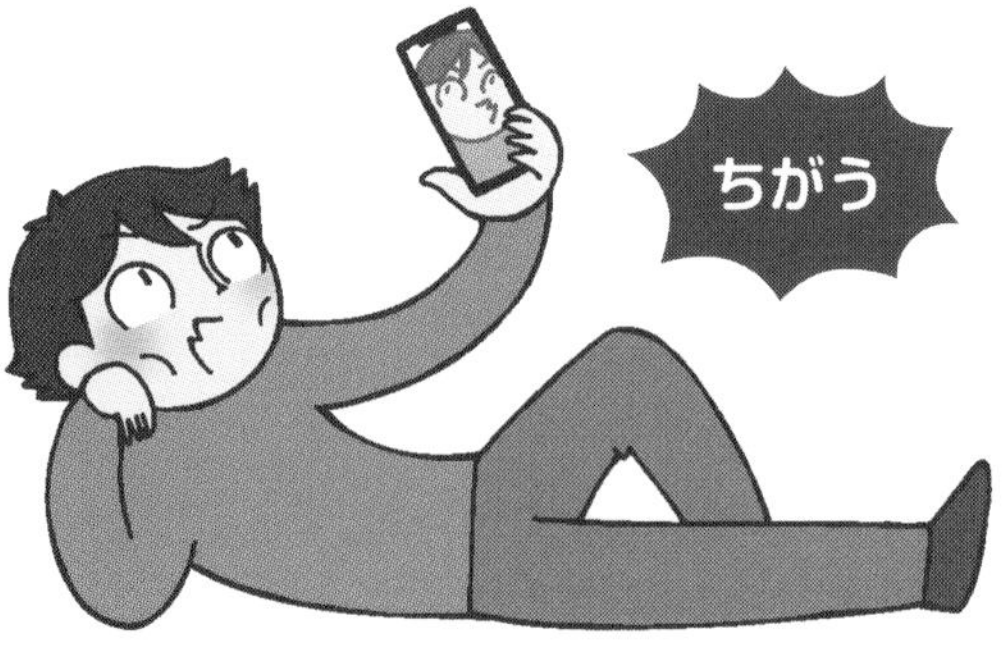

「へん顔」を自撮りしてネットにアップ。受けたら「自己実現できた」と思うのは、自己アピールだけれど、自己実現ではない

豊かな人生にするために

自己実現するための考え方や方法は、自立にもつながり、さらにＱＯＬ（生活の質）を上げることに直結します。つまり、豊かな人生にするためにも、自己実現力をつけることがたいせつです。

過剰に
適応する
ことなく

必要なら
合理的配慮を
得て

人と
くらべず

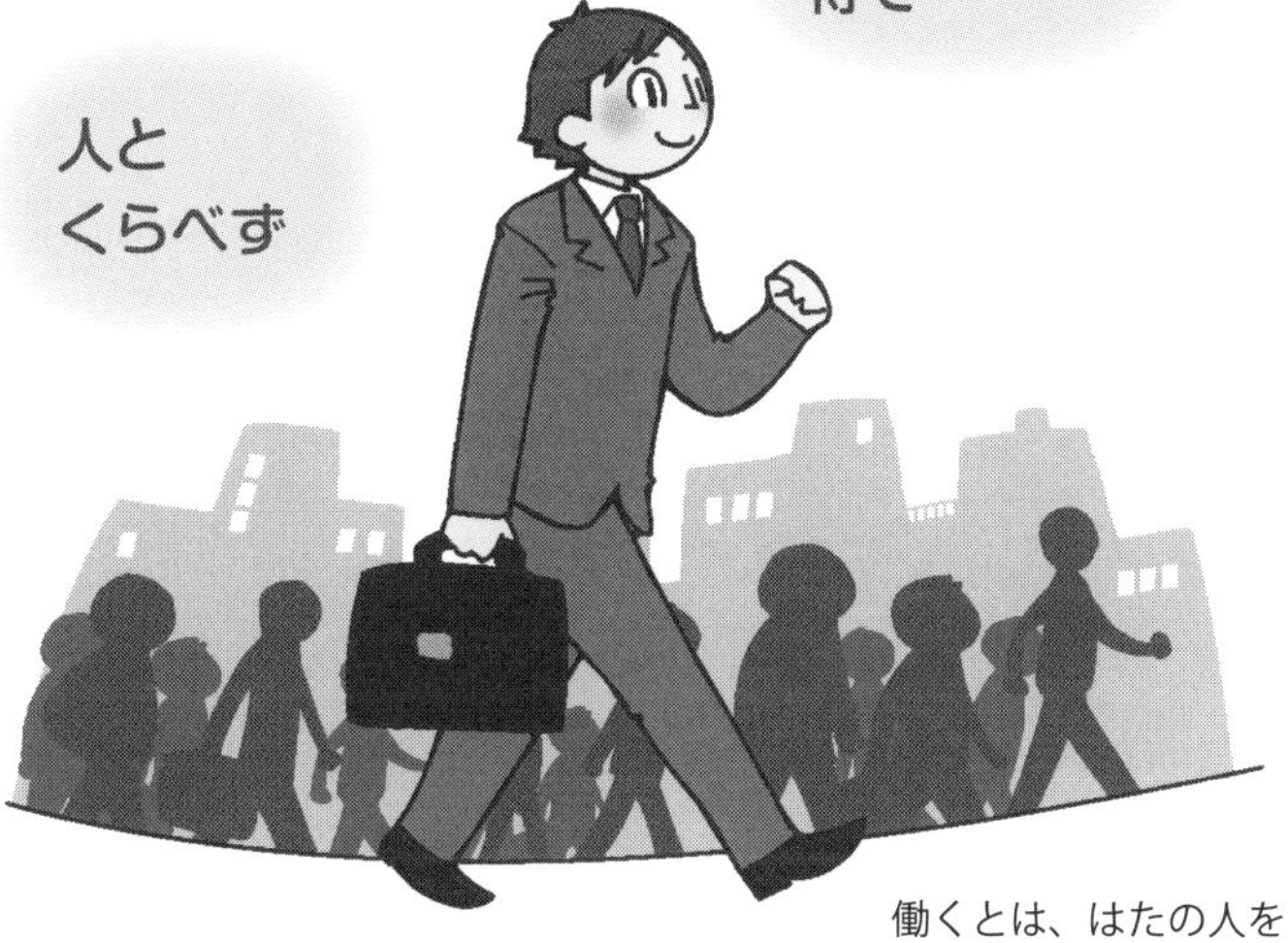

働くとは、はたの人をラクにすること。周囲の人の役にたつこと。

自分らしさ、
自分の強みを
生かして

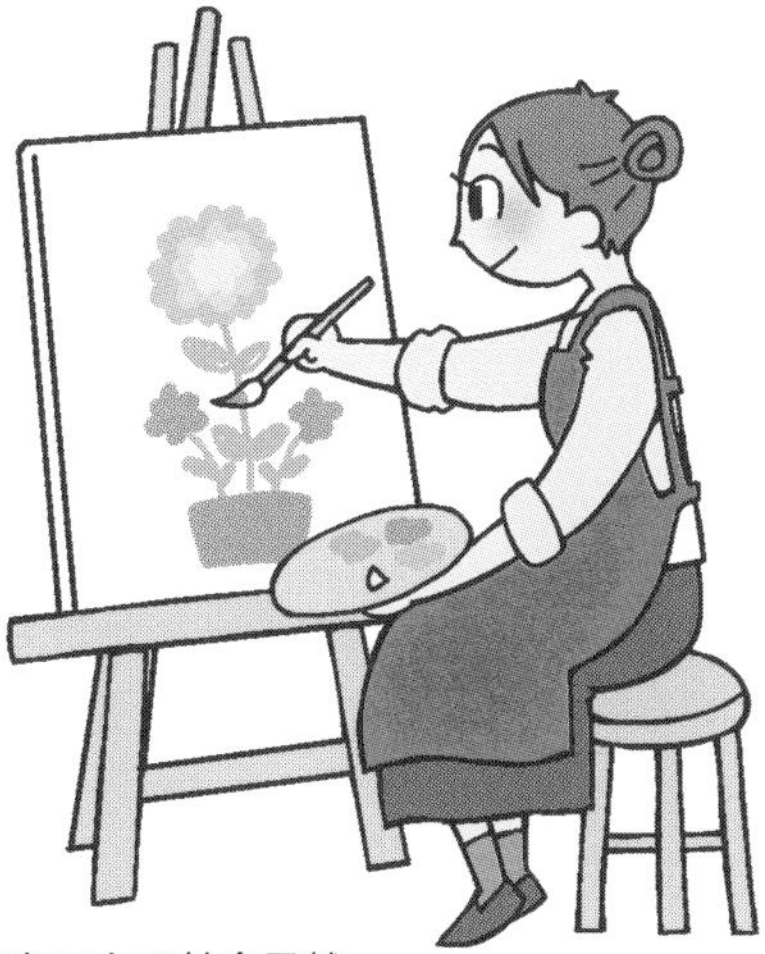

好きなことで社会貢献できれば最高

ＳＯＳを出して
助けてもらいながら

だれかの
役に立つ

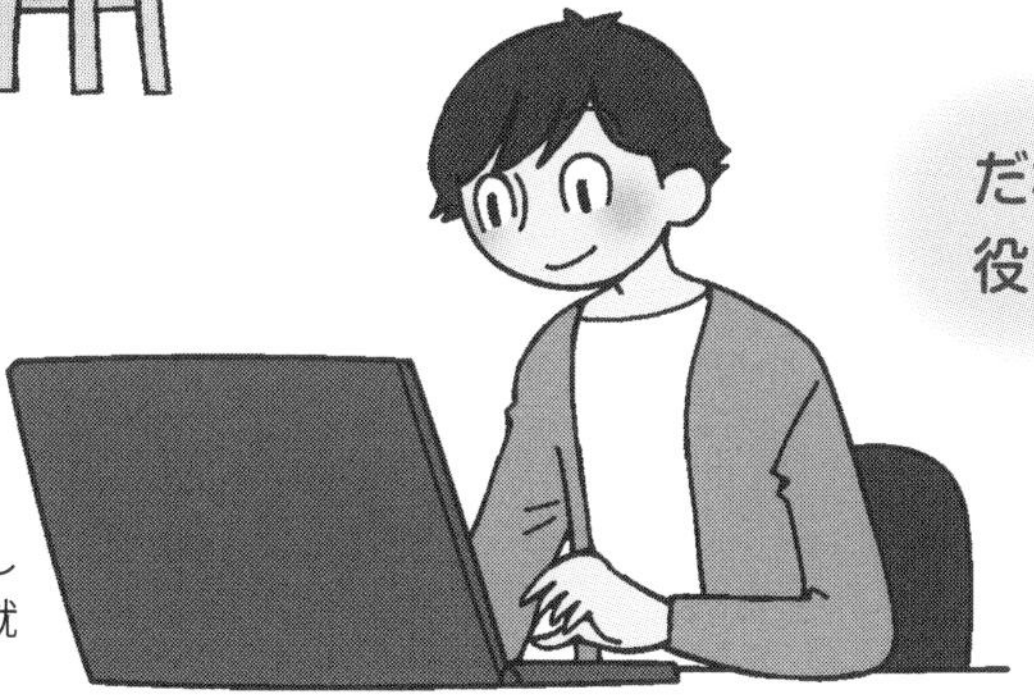

得意なことを生かしてボランティアや就労するのもＯＫ

自己実現はだれでももつ欲求

自己実現は、無理してめざすところではなく、だれもが自然にもっている欲求のひとつです。心理学者のマズロー*は、人間のもっている欲求を５段階のピラミッドで解説しています。欲求は階層になっていて、下から順に満たしていくことがたいせつです。

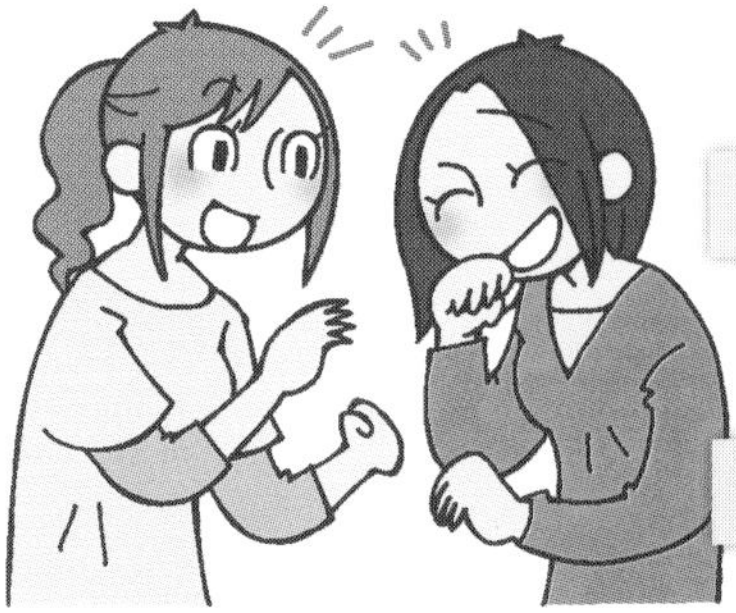

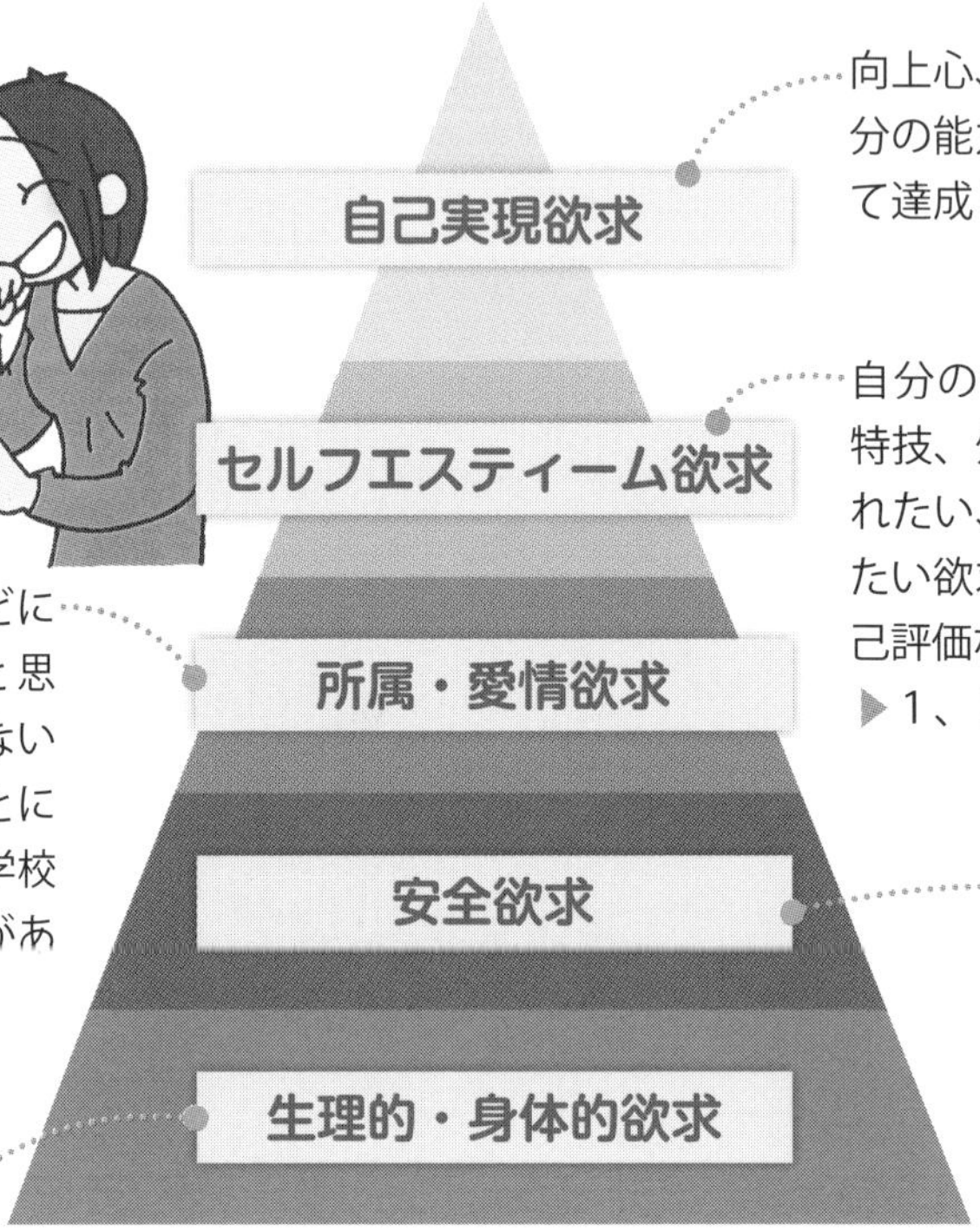

自己実現欲求
セルフエスティーム欲求
所属・愛情欲求
安全欲求
生理的・身体的欲求

向上心、生きがいの追求など、自分の能力や可能性を最大限生かして達成し、本来の自分になる

自分の性格、強みや弱み、障害、特技、外見などを他者から承認されたい、さらに自分で自分を認めたい欲求（自己肯定感、自尊心、自己評価など多くの日本語訳がある）
▶１、３章

家族や友人、職場などに受け入れられたいと思う。ここが満たされないと孤独感に苦しむことになりかねない。家や学校以外の第３の居場所があることが望ましい
▶３、４章

発達障害のある人は、安全欲求が満たされていないことが多い。本書では、安心・安全のたいせつさを解説する ▶２章

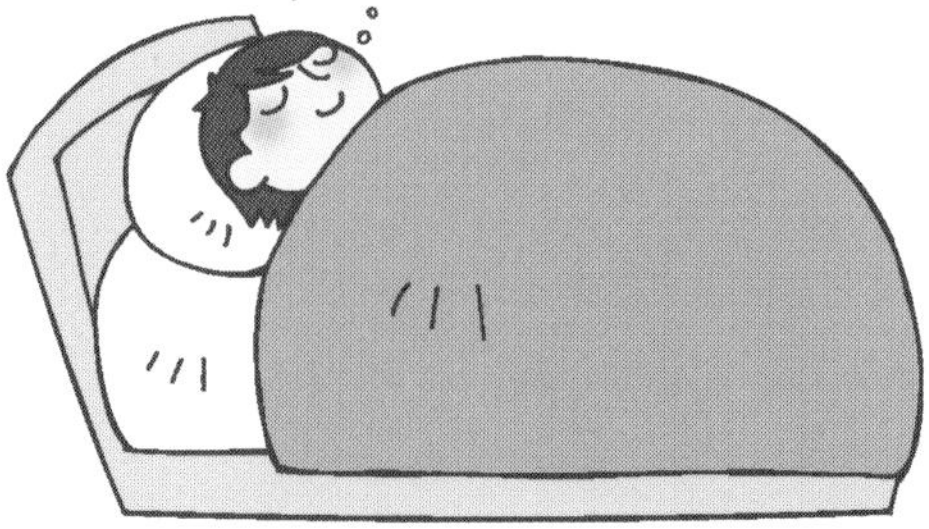

睡眠、食事といった、生きていくための欲求。睡眠不足や不規則な食事では、この最下層が満たされない。睡眠不足は不注意を強くする。食事をきちんととるようにしたら多動が軽減した例もある ▶２章

＊アブラハム・マズローは米国の心理学者

1 自己理解を深める

社会に出る前に、
自分の強みや弱みを理解しておきましょう。
発達障害の特性はあっても、
見方によっては個性にもなります。
また、特性はストレスで増幅されるという側面があります。
なお、本書ではＡＤＨＤ（注意欠如・多動症）と
ＡＳＤ（自閉スペクトラム症）を中心に
解説していきます。

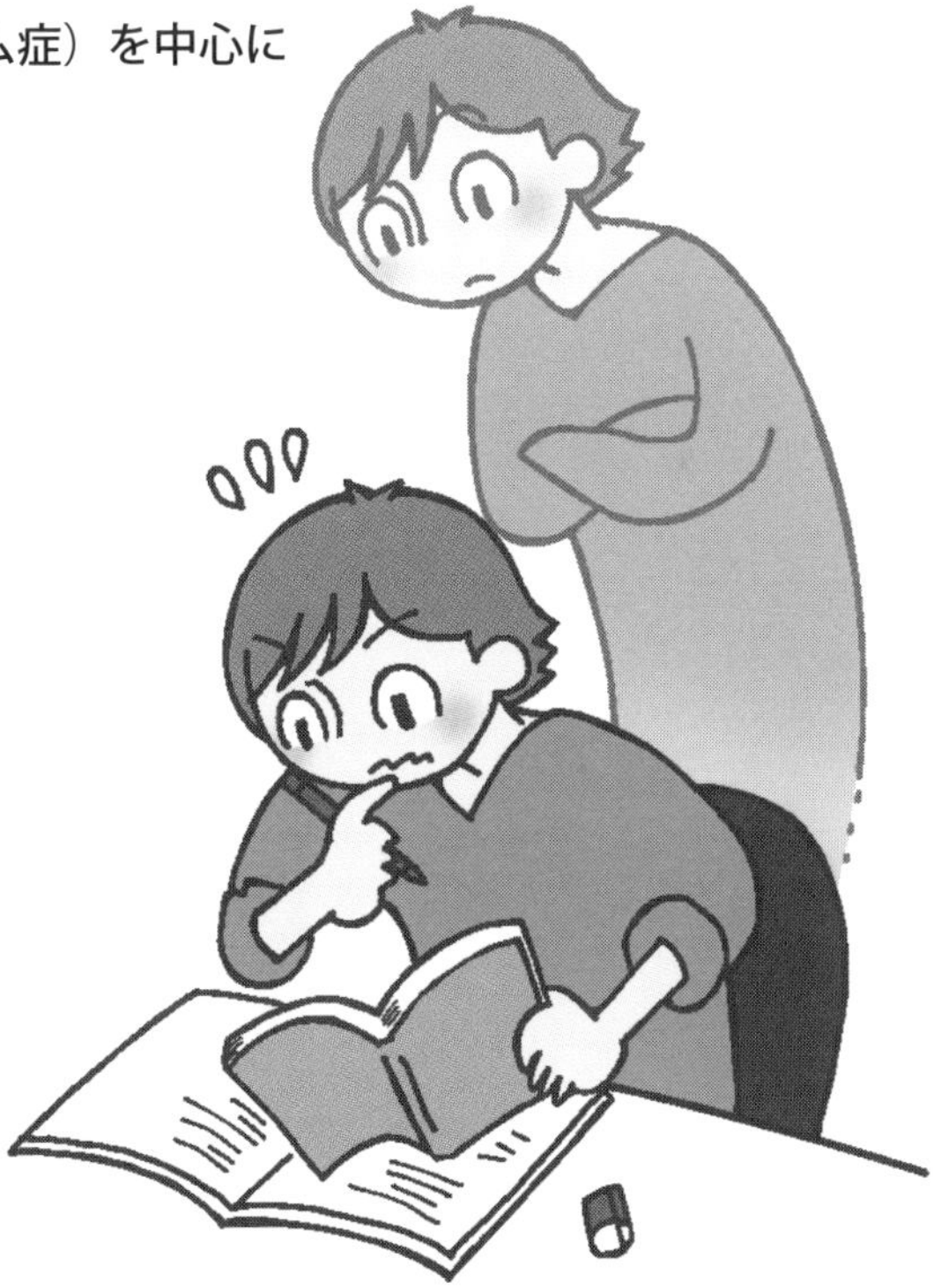

特性は理解と支援で個性にもなりえる

ＡＤＨＤ（注意欠如・多動症）、ＡＳＤ（自閉スペクトラム症）の特性が常に日常生活の支障になるわけではありません。たいせつなのは理解と支援です。

特性が常に支障になるというわけではない

ＡＤＨＤには不注意、多動・衝動性という特性があり、ＡＳＤには、社会的コミュニケーションが苦手、こだわりが強いという特性があります。発達障害にはさまざまな特性がありますが、「常に支障になる」わけではありません。

十分な理解にもとづいた支援が受けられ、環境がよくて本人や周囲が困らなければ、特性は個性、自分らしさになるからです。

たいせつなのは理解と支援です。周囲からの理解だけでなく、自分自身をしっかり理解することもたいせつです。そうすれば、必要な支援がわかってくるでしょう。

おもな特性

発達障害にはそれぞれに特性があります。両方を合併している人もいます。主な特性を挙げてみます。

ADHD

不注意、多動・衝動性がある

- 忘れ物やなくし物が多い
- 約束を忘れる
- ケアレスミスが多い
- 段取りができない
- 落ち着きがないと言われる
- 気が散りやすい
- 人の話を聞くのが苦手
- やる気があっても行動できない
- よく考えないで行動する
- 作業を完了できない

ASD

社会的コミュニケーションをもって人間関係をつくることが苦手、行動や興味が限定的

- 言葉以外のメッセージを受け取るのが苦手
- 相手の気持ちを察することが苦手
- 集団行動が苦手
- こだわりが強い
- 興味が広がらない
- 優先順位がわからない
- 自分の状況をつかめない
- 臨機応変な対応が苦手

支障が減れば……

発達障害は「障害」という名称がつくものの、日常生活に支障がなければ、障害とはいえなくなります。支援を受けたり、自ら工夫したりして支障が減れば、特性は個性さらに才能ということもできるでしょう。

特性

発達障害には、日常生活に支障となる「特性」があるとされる

個性

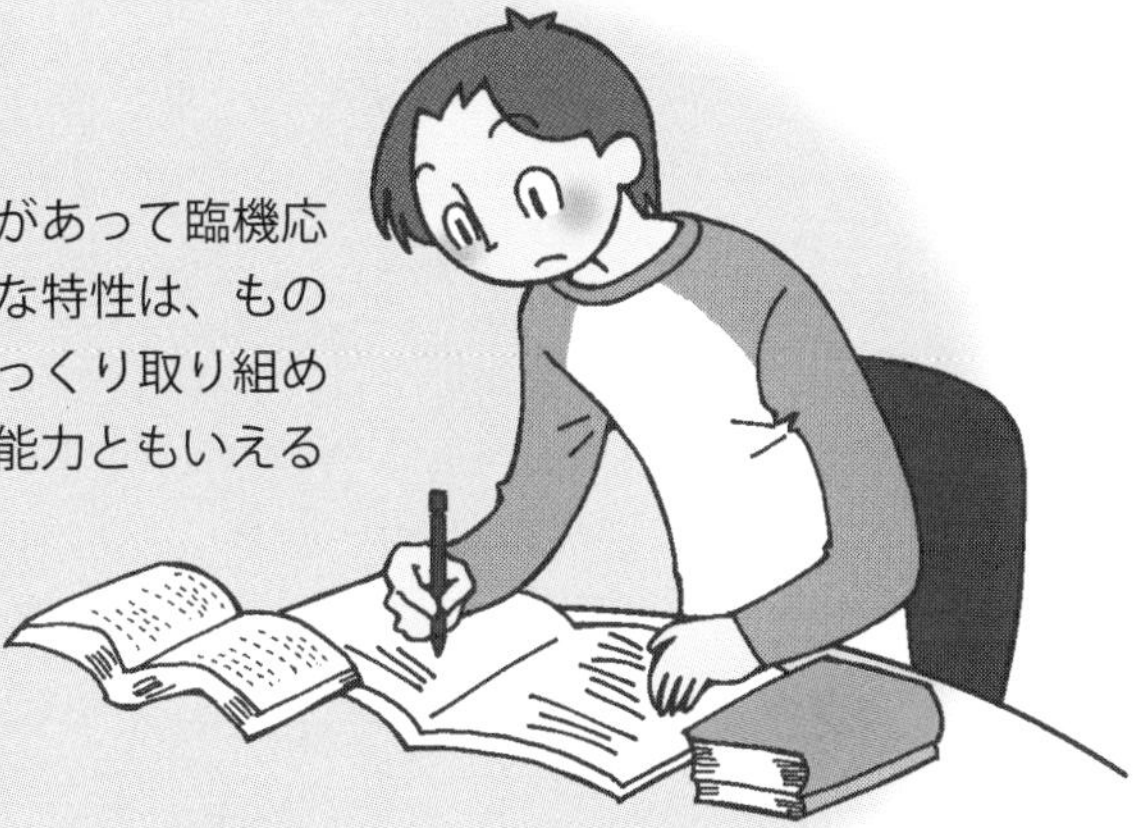

こだわりがあって臨機応変が苦手な特性は、ものごとにじっくり取り組める個性、能力ともいえる

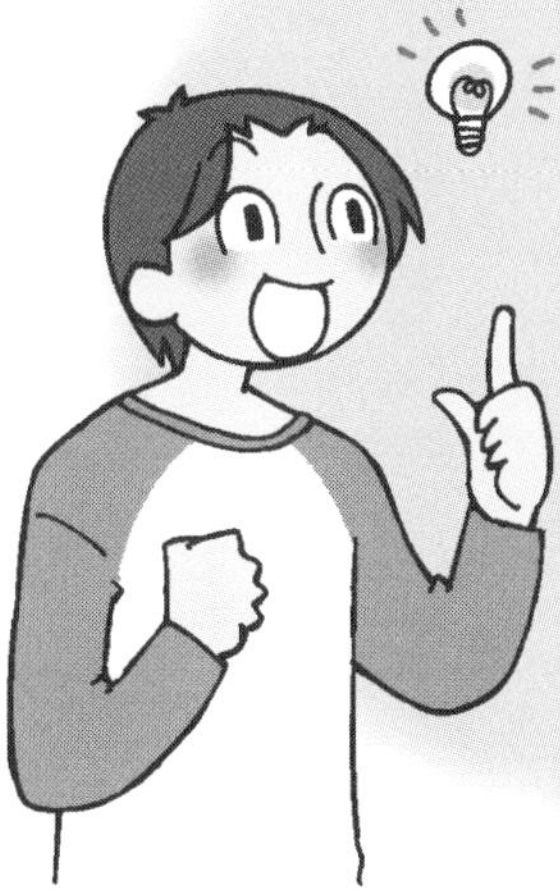

気が散りやすい特性は、いろいろなことに目がいき、多彩な思いつきができる個性、才能ともいえる

「ちがう」の意味は二つある

「あなたは人とちがう」と言われることがあるかもしれませんが、気にしないでください。

「ちがう」には左記の二つの意味があります。一般的に「ちがう」と言われると、不正解の意味を想像しがちですが、「同じではない」と考えるといいでしょう。周囲と同じではないことは、悪いことではありません。別の場所や環境へ行けば、ちがいがなくなることもあります。

金子みすゞという詩人は「みんなちがって、みんないい」と書いています。ちがいを生かして、どう自己実現していくか、を考えていきましょう。

Wrong

テストなどでは「ちがう」ことは不正解、間違いの意味

Different

もう一つの意味は、同じではないこと

特性の現れ方をストレス耐性で考える

発達障害の特性は、ストレスによって増幅されることがあります。ただ、ストレスに耐える力（ストレス耐性）には個人差があり、同程度のストレスがかかっても、影響がない人もいます。

ストレスが大きいと特性が強く現れる

ストレスは必ずしも悪いものではありません。適度なストレスは、やる気や向上心につながります。ただ、大きなストレスは、特性を増幅することがあります。

ストレスは三つにレベル分けできますが、ストレスの内容によるレベル分けではありません。人によってストレス耐性がちがい、同じストレスでも負担になる人とならない人がいるのです。

ストレス耐性は、上げることができます。耐えられる程度に刺激しては、リラックス・安心感を得るということをくり返すうちに、徐々に耐性が上がってきます。

ストレスが特性に影響

ストレスの感じ方は人によってちがいます。発達障害の人は、なにげない状況でもストレスを感じやすいうえに、ストレスに弱い人が多く、特性に影響しがちです。

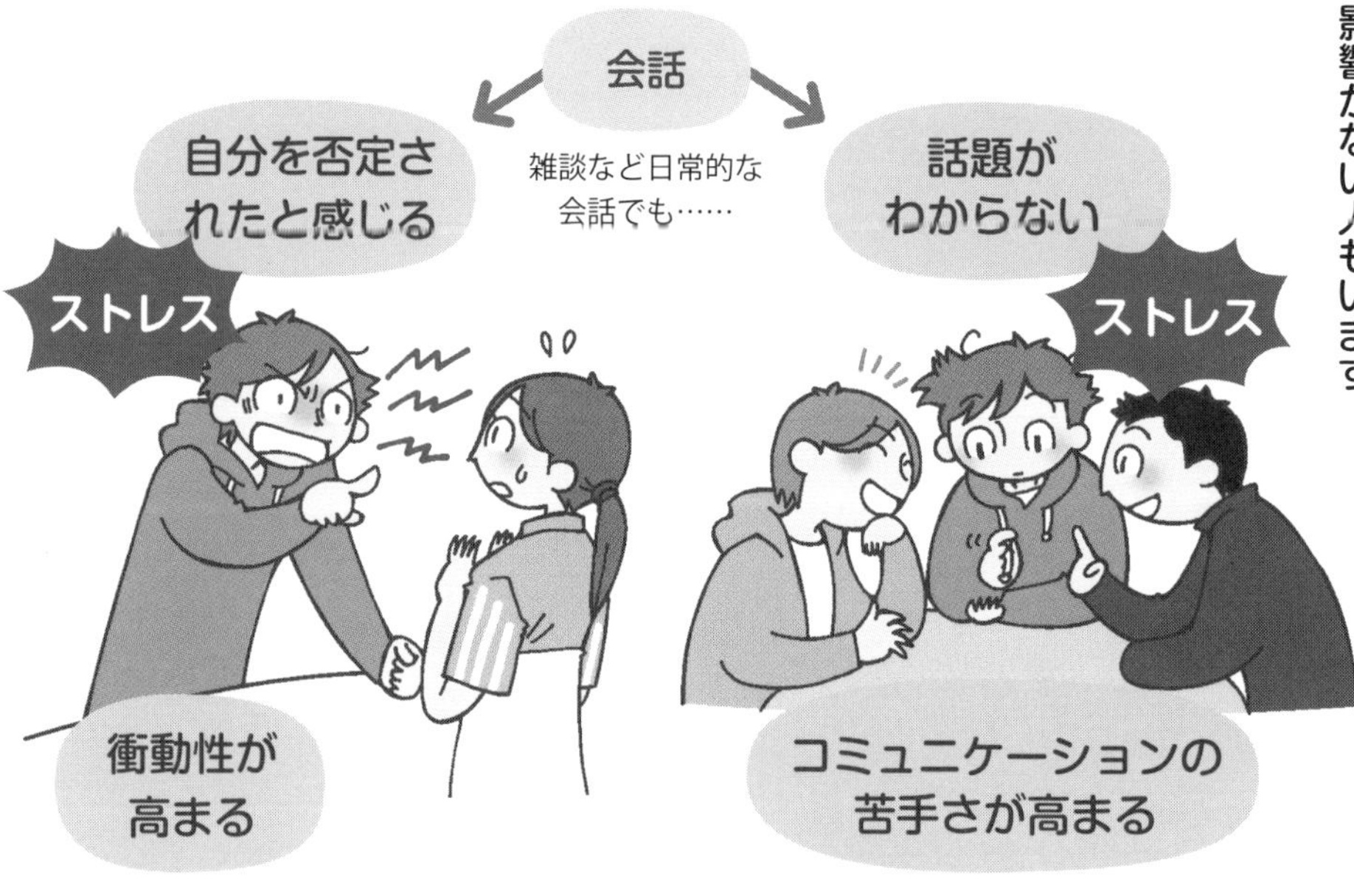
会話
雑談など日常的な会話でも……
自分を否定されたと感じる
ストレス
衝動性が高まる
話題がわからない
ストレス
コミュニケーションの苦手さが高まる

文句を言われていると勘ちがいして、相手に怒りをぶつける

会話に加われず、ストレスを感じてなにも言えなくなる

3つのストレスレベル

アメリカの「発達途上の子どもに関する科学評議会*」では、ストレスを３つのレベルに分けています。これは成人でも活用できる考え方です。

レベル1 適度なストレス

自分を成長させる、よいストレス。挑戦して、高いレベルの活動をするきっかけになる

↓

支援がなくても、ひとりでできる可能性が高い課題

レベル2 許容可能なストレス

比較的短い期間に生じるストレス。耐性を高めることにもなるが、周囲の協力が必要

↓

課題に取り組んだら、回復する時間が必要

レベル3 有害なストレス

サポートのない状況でかかるストレス。長期にわたって、ひんぱんにかかるほど、有害になる

↓

必要なのにサポートがないと、成長にはつながらない

人によるちがい

ストレスレベルは固定ではなく、人による。同じできごとに対して、ストレス耐性の高いＡさんには「適度」、ストレス耐性が中程度のＢさんには「許容可能」、ストレス耐性の低いＣさんには「有害」になる

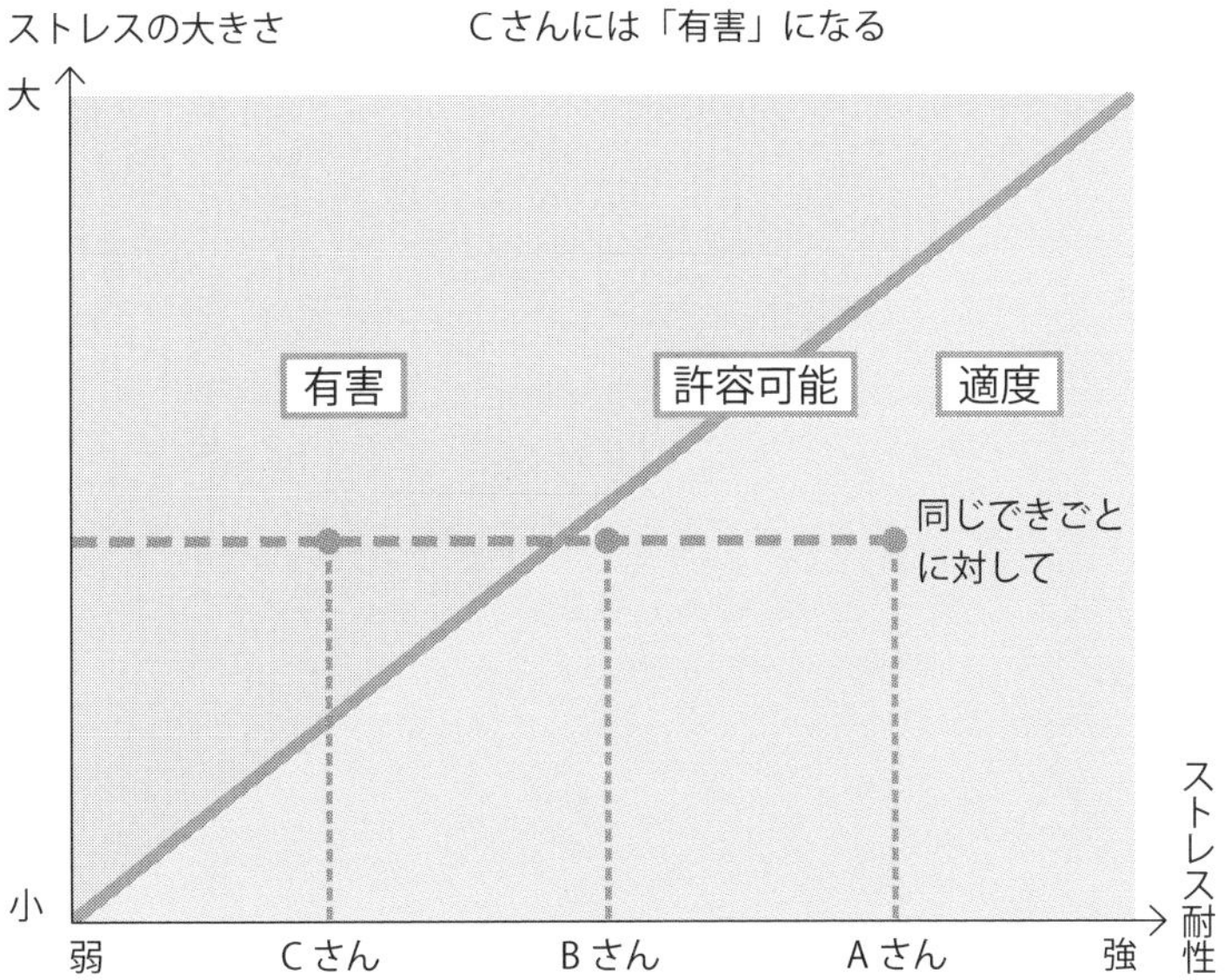
ストレスの大きさ
大
小
有害
許容可能
適度
同じできごとに対して
弱
Cさん
Bさん
Aさん
強
ストレス耐性

ストレス耐性を上げよう

ストレス耐性を上げるには

- 許容可能なレベルのストレスがかかることに取り組む
- 無理をせず、早めにＳＯＳを出してサポートを得る
- リラックスしたり、安心感を得たりして、回復の時間をとる

＊ National Scientific Council on the Developing Child

メタ認知①

人からの評価にとらわれないで

自分を理解しようとするとき、人からの評価にふりまわされないことがたいせつです。人の評価は、そのときの状況や、その人の評価基準によって大きく変わるからです。

行動から評価されがち

人からの評価の多くは、行動がもとになっています。ただ、その行動を起こす気持ちを確認されることはほとんどありません。例えば、ウロウロしているようすがみられるとき……。

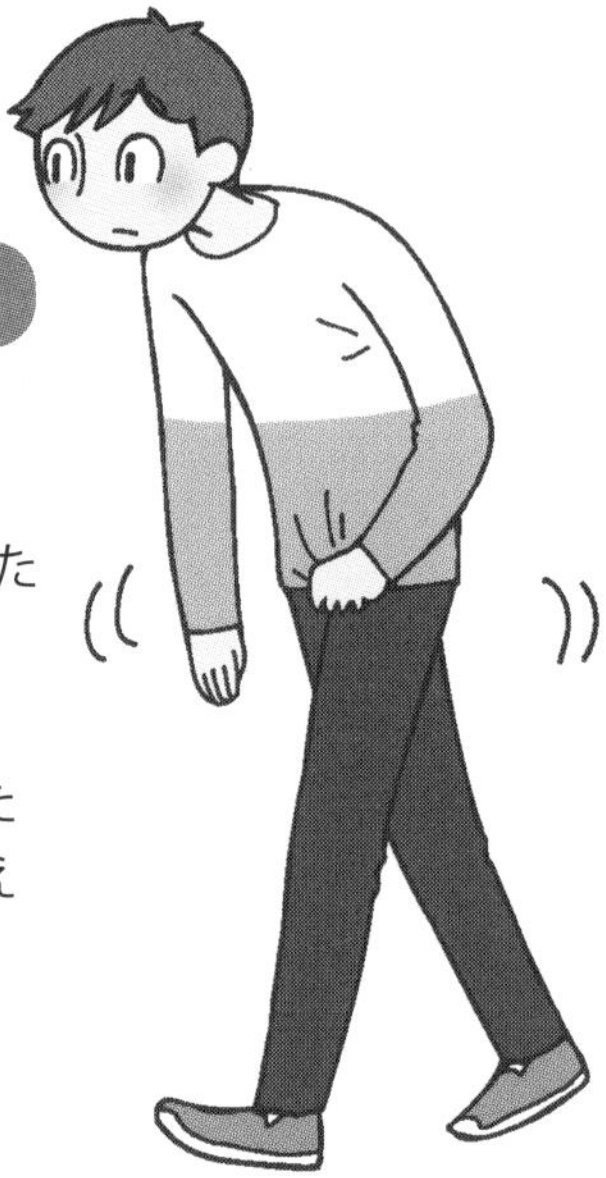

自分の気持ち

- わからなくて不安だった
- 体調がよくなかった

その行動を起こした自分の気持ちを考えてみよう （→ P18）

人からの評価

- 落ち着きがない人だ
- じっとしていられない人だ

↓

なぜそういった行動をしているのか尋ねられたり、確認されたりすることはほとんどない

↓

参考にはなるが

上記のような評価を聞いても「人からはそうみえるのかな」と受け止め、自分の気持ちや状態を考えてみるとよい

評価は変わるもの

評価は相手の価値観や状況で変わるもの

自分を理解するのに、人からの評価や、人との比較だけをもとにしていませんか。それは本当の自分ではないかもしれません。

人からの評価にとらわれないようにしましょう。人は、おもに行動をみて評価するものですし、ほかにもさまざまなことが評価に影響しているからです。

評価に影響すること

人からの評価には、さまざまなことが影響しています。評価する人自身が気づいていない価値観をもっていることも少なくありません。

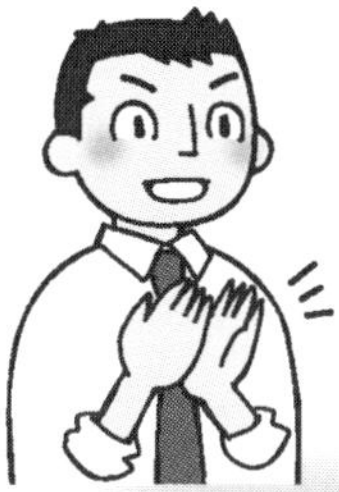

大学のゼミでは「すばらしい！」と絶賛

状況

論理的な発言は、例えば会議なら受け入れられるが、仲間うちの雑談ではＮＯのことも

相性

自分と相手との相性は、評価に影響する大きな要素。同じ発言でも、相手によってＯＫだったり、ＮＯだったりする

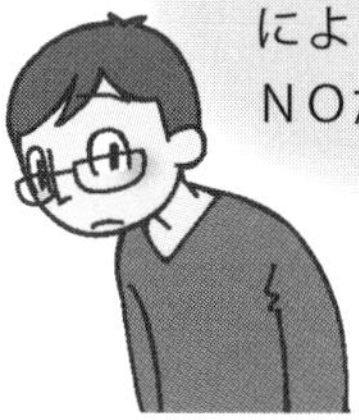

なんて強硬な……と引いてしまう人もいる

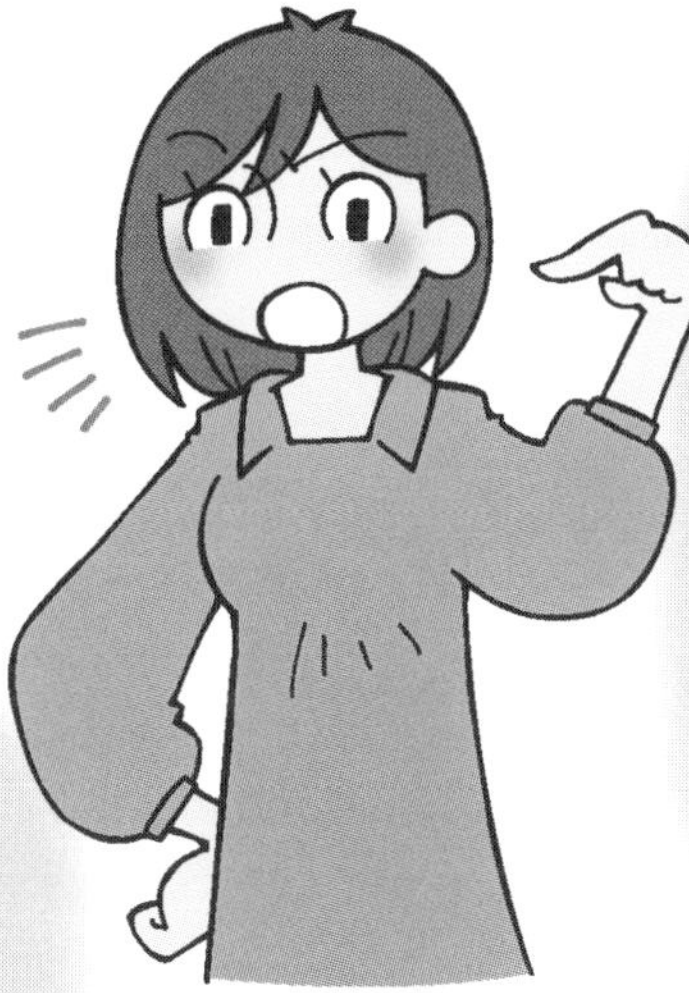

発言をした自分に対して、評価が分かれることもある

昔ながらの価値観

- 障害へのマイナスイメージ
- 男らしさ、女らしさ
- 発達障害は気のもちようで解決する
- 発達障害は育て方のせい
- 人と同じであることを重視する

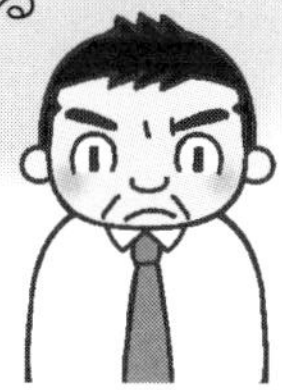

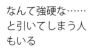

「そんなことを言わないほうがいいよ！」とアドバイスされることも。でも、どういう意味？

ここに注意

自分で自分を評価するとき、下記のことに注意しましょう。

個人差が大きいことを理解

○歳なら○○ができるはず、といった資料をみても、個人差が大きいので、焦らなくていい

人とくらべない

人への評価も、やはりその人の行動をみているだけ。あるいはその人の強みだけみているのかもしれない

自分を客観的にみる練習をしてみよう

自分を理解すれば、隠れていた可能性に気づいて自己実現に一歩近づくかもしれません。ただ、自分を自分ひとりで理解するのは、難しいでしょう。ここに、ヒントを挙げてみます。

自己理解はメタ認知

自己理解にはメタ認知が必要ですが、人によってはハードルが高いかもしれません。ほかの人と自分の見方とのギャップを参考にするのもよいでしょう。

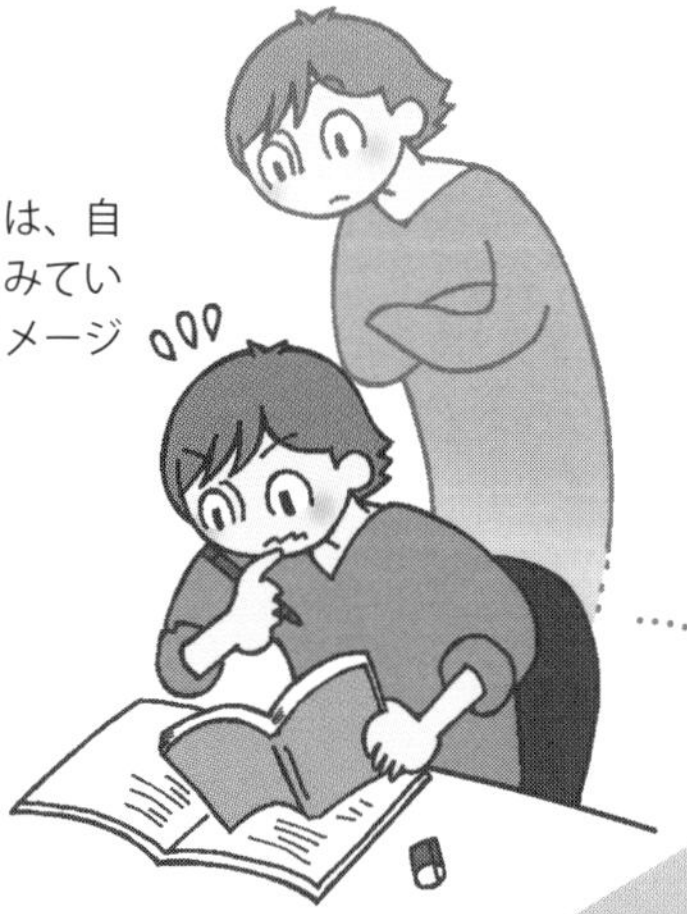

メタ認知とは、自分を上からみているようなイメージ

神経心理ピラミッド

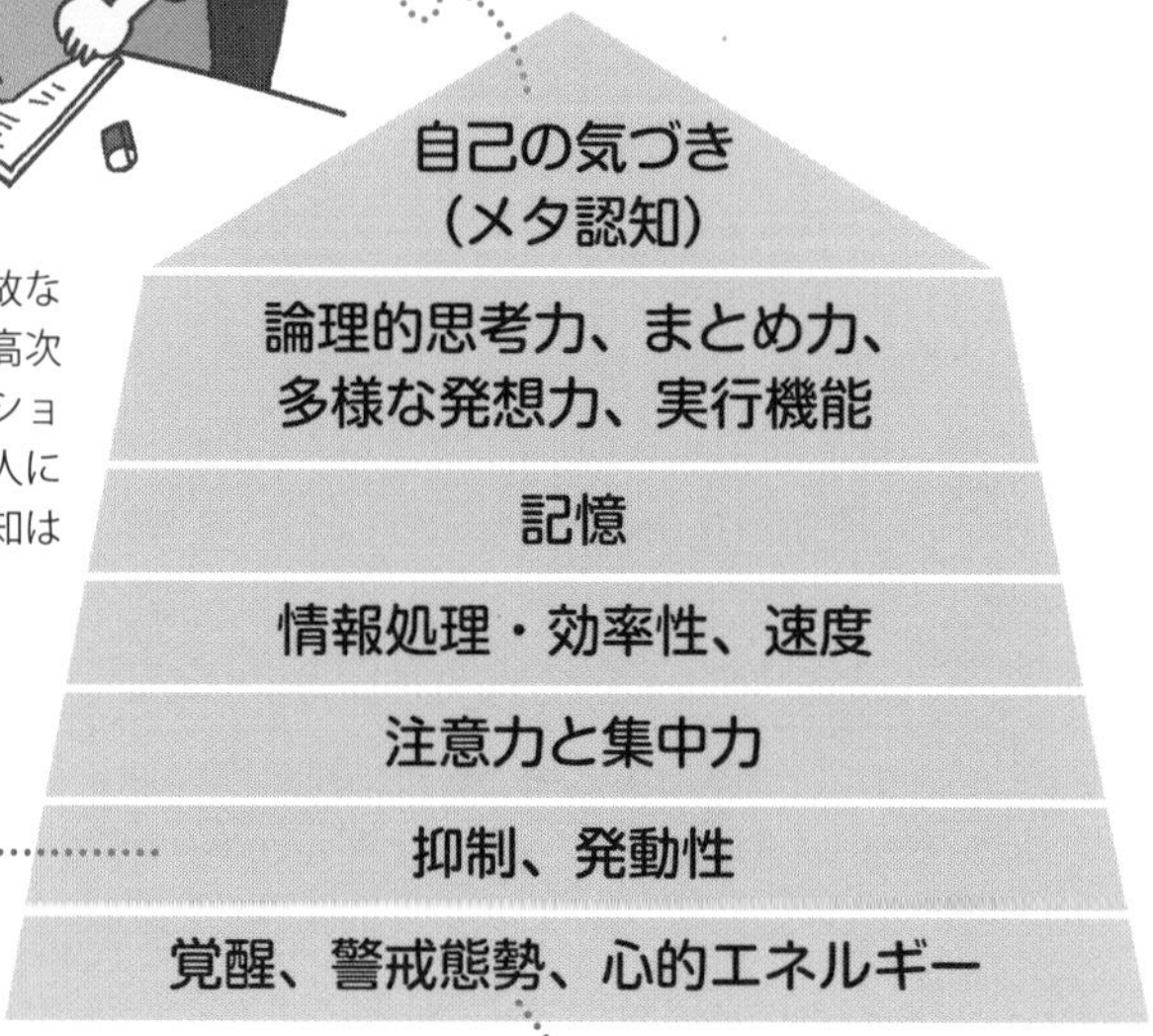

自己の気づき
（メタ認知）
論理的思考力、まとめ力、
多様な発想力、実行機能
記憶
情報処理・効率性、速度
注意力と集中力
抑制、発動性
覚醒、警戒態勢、心的エネルギー

神経心理ピラミッドは、事故などで認知機能に影響が出る高次脳機能障害のリハビリテーションに使われるが、あらゆる人に活用できる考え方。メタ認知は最上階にある

下から順番に満たされなければ、上の階層に行けない。例えば、怒りが抑えられずイライラしていると勉強に集中できない

警戒態勢とは、危険と安全を適切に察知するということ。この神経心理ピラミッドからも、安心感を得ることが基礎になるとわかる

メタ認知は安心感があってこそ→第２章

自分のトリセツをつくるように

自分の強みや弱みはなんでしょうか。自分のトリセツ（取扱説明書）をつくるように自分を客観的にみて、うまくいく条件をみつけましょう。

自分を客観的にみるのが難しい場合、自分をよく知っている人からの評価と比較検討するのは、自己理解の一助になるでしょう。

やってみよう

自分を客観的にみる練習法を２つ紹介します。

セルフモニタリング

自分で自分を観察し、みつめることを「セルフモニタリング」といいます。自分のことをふり返って、客観的にみるには、右のような方法もあります。自分ひとりではわからないときは、人の意見を参考にしてもいいでしょう。

- □ 自分の長所と短所を、自分のよく知っている人に聞いてみる
- □ 他人と自分との言動や行動を比較検討してみる
- □ 感覚過敏や感覚鈍麻などがないかチェックしてみる（→ P36 ～ 37）
- □ 自分の話したいことが相手に伝わったか、相手に確認してみる
- □ 勉強や仕事をしているとき、進捗状況をときどきチェックする

セルフマップ

自分を中心に書き、いくつかテーマを決めて周囲に書きます。そのテーマに関して思いついたことを書いていきます。いろいろな自分がみえてくるでしょう。

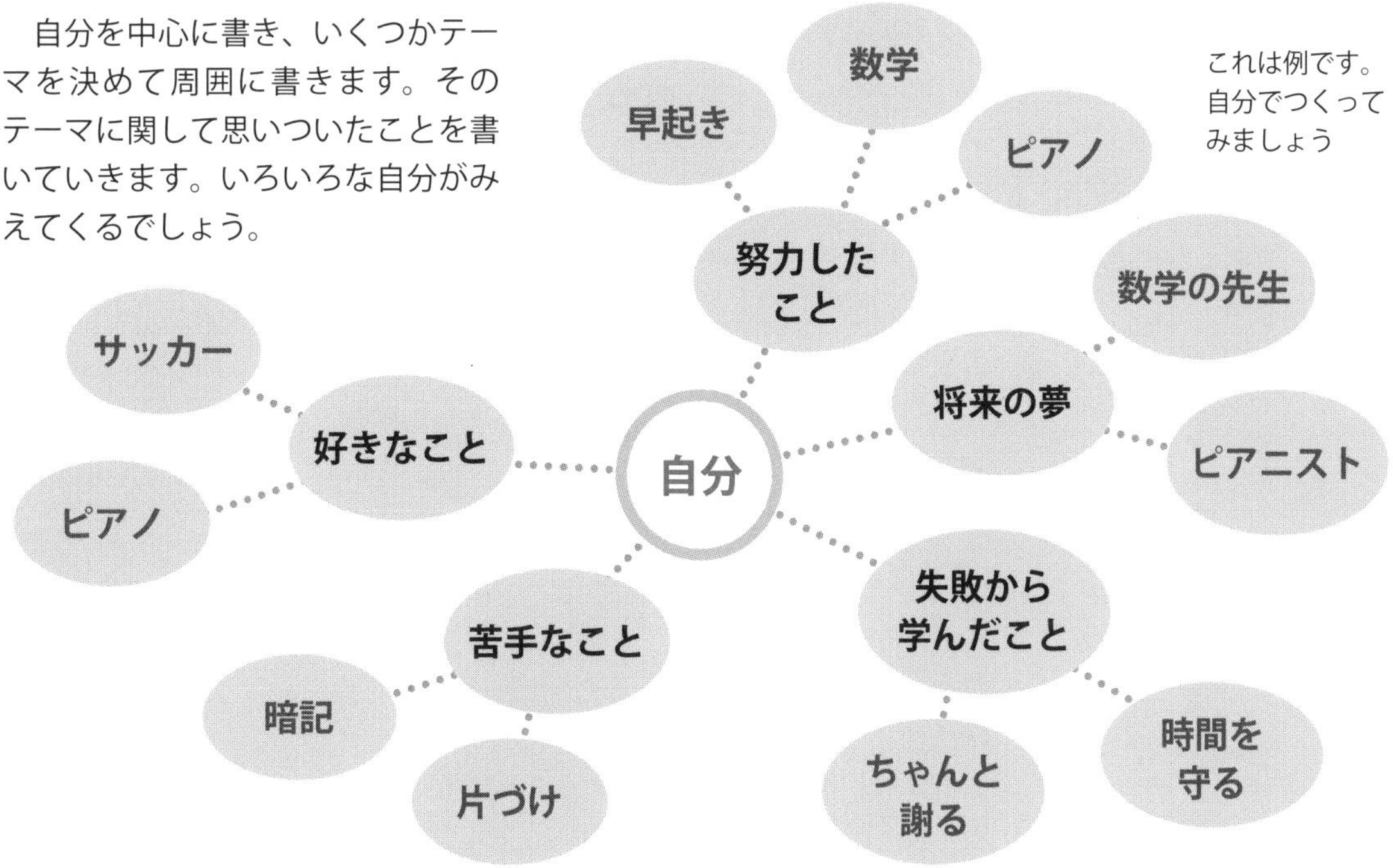

これは例です。
自分でつくって
みましょう

「問題」行動を「氷山モデル」で考える

自分がとった行動が、人から「問題」行動と評価されたことがあるかもしれません。なぜそのような行動をしたのか、自分でもわからないことがあります。「氷山モデル」で考えてみましょう。

行動を分けて考える

自分で自分の行動をマイナス評価していることがあります。行動と感情を一体化させているのですが、行動は外的な部分で、感情などの内面とは別のもの。分けて考えましょう。

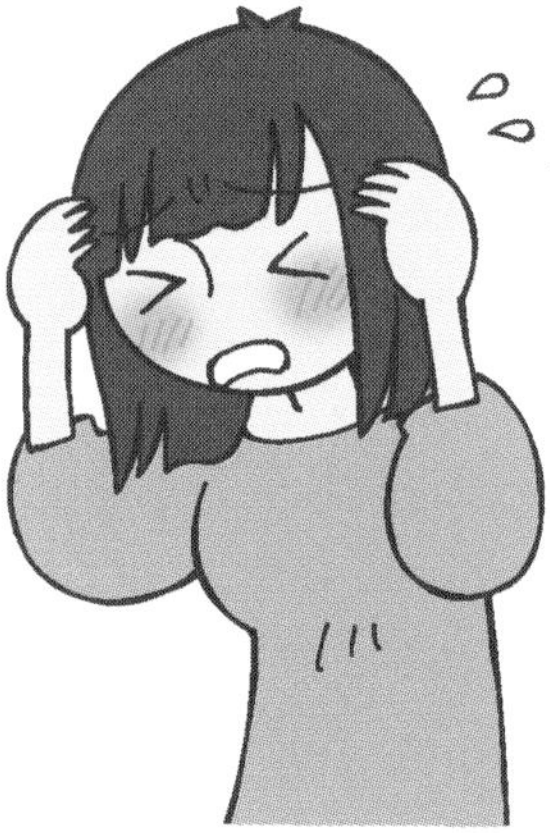

友だちとの約束すっぽかした……私ってなんてダメなんだろう

落ち込んでばかりいないで対策を立てよう

行動

- 約束の時間に行けなかった

＋

- 連絡しなかった

感情

友だちに悪かった
自分が情けない

↓

感情を分けたうえで、ほかの要素をさらにみていく

- **体調はどうだったか**
  睡眠不足？
- **感覚はどうだったか**
  待ち合わせ場所の雑踏が苦手
- **思考はどうだったか**
  連絡しなくても大丈夫だろう

↓

左ページの「氷山モデル」で考えてみよう

行動はその人の一部にすぎない

人は人をおもに行動で評価しますが、行動は目にみえる外的な部分。その人の一部にすぎず、内面には、さまざまな感情、感覚、思考などがあります。ですから、内面をよくみると、「問題」とされた行動が、じつは問題ではなくストレス反応（→P29）だったということがしばしばあります。

氷山モデルとは

行動とは氷山の一角のようなもの。水面下のみえないところには、はるかに大きく重要な部分があります。水面下を想像するように自分の内面を考えて、ノートなどに書いてみましょう。どこが弱いか、どう対策を立てればいいか、みえてきます。

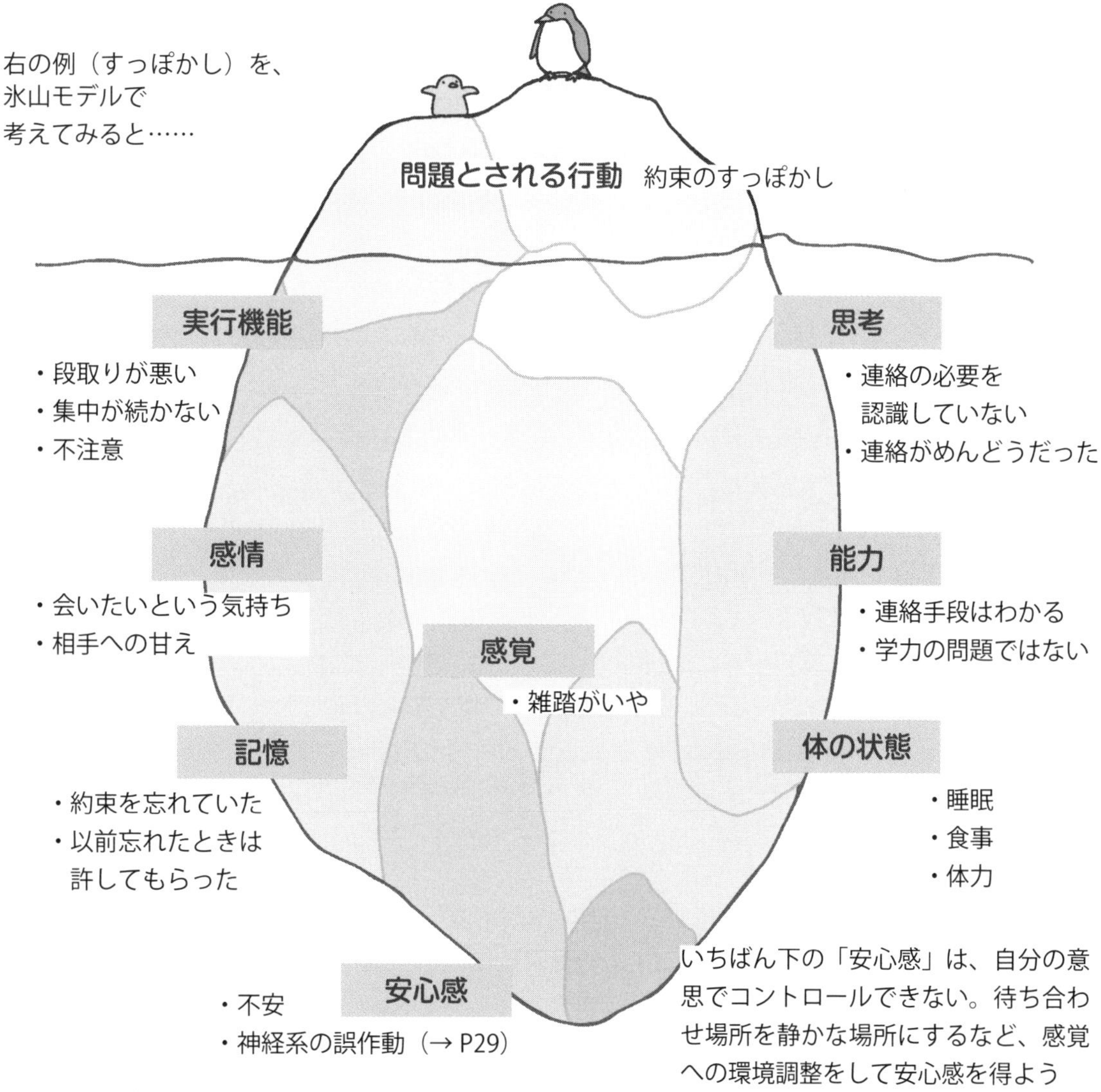
右の例（すっぽかし）を、
氷山モデルで
考えてみると……
問題とされる行動　約束のすっぽかし
実行機能
・段取りが悪い
・集中が続かない
・不注意
思考
・連絡の必要を
認識していない
・連絡がめんどうだった
感情
・会いたいという気持ち
・相手への甘え
能力
・連絡手段はわかる
・学力の問題ではない
感覚
・雑踏がいや
記憶
・約束を忘れていた
・以前忘れたときは
許してもらった
体の状態
・睡眠
・食事
・体力
安心感
・不安
・神経系の誤作動（→ P29）
いちばん下の「安心感」は、自分の意思でコントロールできない。待ち合わせ場所を静かな場所にするなど、感覚への環境調整をして安心感を得よう

自分を認めて「真の自己肯定感」をもつ

自己理解とは、自分の長所や強みだけでなく、短所や弱点、さらに発達障害があることなども含め、ありのままの自分を認めることです。それは「真の自己肯定感」をもつことにつながります。

2つの自己肯定感

自己肯定感には2種類あります。真の自己肯定感と、不安定な自己肯定感です。単に「自己肯定感」というとき、この2つを混同していることがありますが、もちたいのは、真の自己肯定感です。

真の自己肯定感

欠点や弱点があってもありのままの自分を肯定的に受けとめることです。失敗したときや、周囲の評価で変化することはありません。自律的自己肯定感といいます。

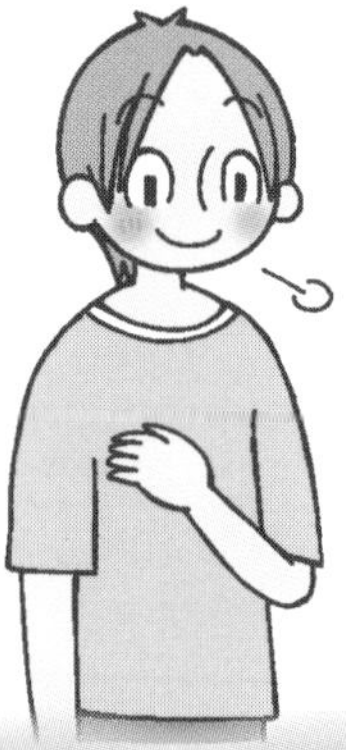

ありのままの自分を受け入れる

真の自己肯定感をもつことをめざしたい。まず、自分にはできないことを、人とくらべて自己否定するのをやめよう

不安定な自己肯定感

周囲から高い評価を受けたときや、目標を達成したときだけ、自分を認めることです。周囲の評価で変化する不安定な自己肯定感です。他律的自己肯定感といいます。

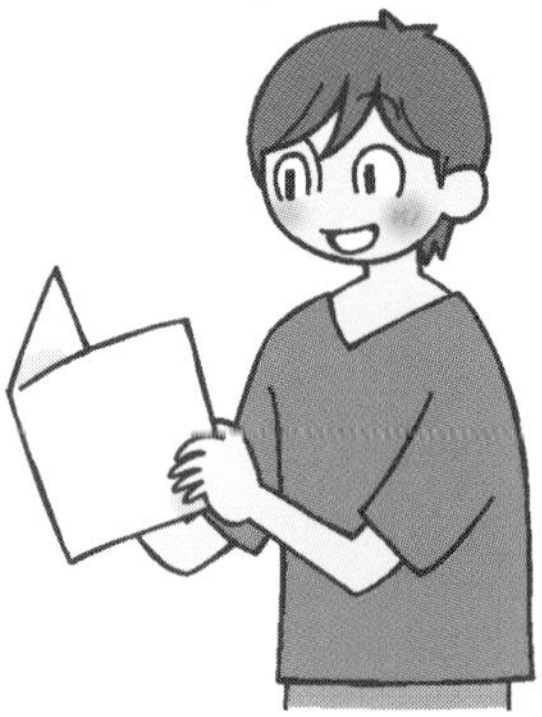

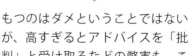

評価が高ければ自分を受け入れる

もつのはダメということではないが、高すぎるとアドバイスを「批判」と受け取るなどの弊害も。こちらにかたよらないようにしよう

自分を認める注目ポイント

周囲に合わせなくてはと、できない部分を隠したり、できるように見せたり、無理をするのはやめましょう。できること・できないことを人とくらべるのもやめましょう。

脱却しよう

過剰適応　人とくらべる　真の自分のカモフラージュ

できた部分に注目

まだできていない部分に注目して自分はダメな人間だと思っていないでしょうか。できた部分もあるはずです。もう少しがんばれば完成するところも、あるかもしれません。

役に立ったことに注目

だれかやなにかの役に立ったことを思い出してみましょう。「ありがとう」と言われたことはなかったですか。花に水をやるなど、人が気づかないことや、ささいなことでもかまいません。

過去の自分に注目

ほかの人とくらべるのではなく、現在と過去の自分とくらべるのならＯＫです。以前より難しいことができるようになったり、早くできるようになったりしていませんか。

プロセスに注目

結果より経過に注目します。苦手だけどやろうとがんばったことはありませんか。思うような結果が出なくても、目標にとどかなくても、努力したことじたいを認めましょう。

真の自己肯定感をキープする

発達障害の人は「ほかの人はできたのに、自分にはできなかった」と思うことがあります。そのとき「自分はダメなんだ」とがっかりするかもしれませんが、「過去は変えられない。これからがんばろう」と思えればいいのです。障害や特性を含めての自分をたいせつに思えることは、真の自己肯定感につながります。安定した自己肯定感で、人生の大きな力になります。

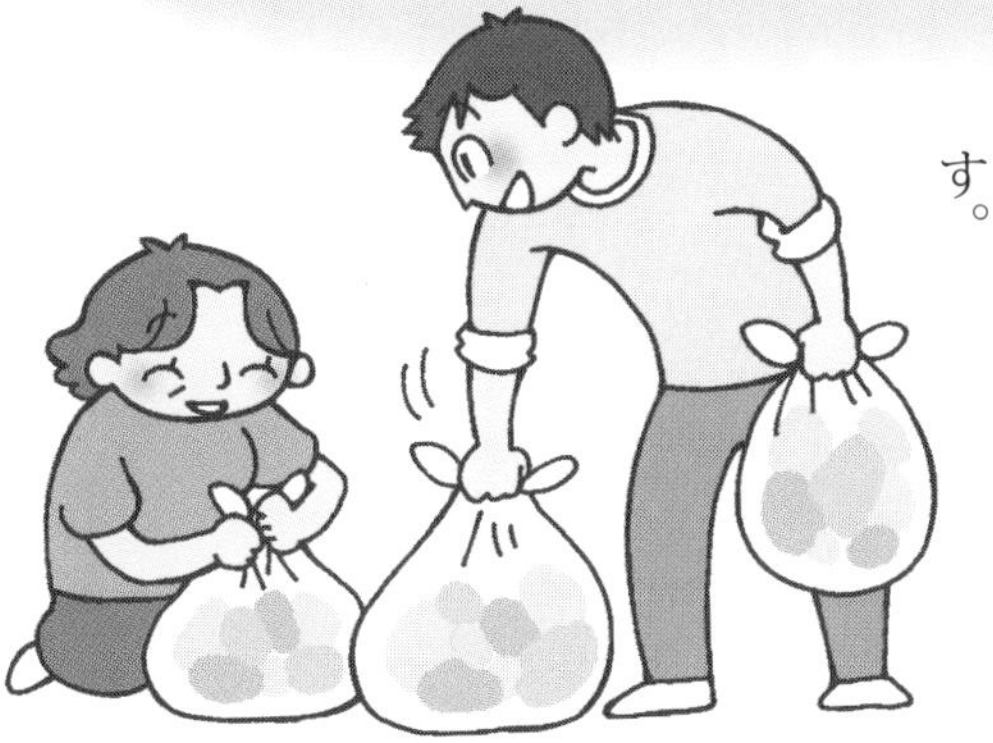

家のゴミ出しは自分の役目。たとえ「ありがとう」と言われなくても、役に立っている感覚を味わえる

自己実現するための自分の強みとは

自分の強みをみつけて伸ばせば、社会に生かせるかもしれません。自己実現するために、自分にはどのような強みがあるか考えてみましょう。

「強み」とはなんだろう

人からほめられたり、がんばってテストで 100 点だったりすると、うれしくなります。それが自分の「強み」なのでしょうか。強みとはなにか、考えてみましょう。

ほめられたこと？

ほめられたくて、優等生の仮面をかぶったり過剰適応していたりして、無理をしていなかっただろうか？

結果を出したこと？

いい点数をとったけれど、何日も苦しみながらテスト勉強をして、体力や気力の消耗がはげしくなっていることもある

↓

ほめられたこととはかぎらない
結果が出たこととはかぎらない

↓

強みとは

↓

無理しなくても
自然にできること

やっていて安心できたり、楽しかったりしたこと

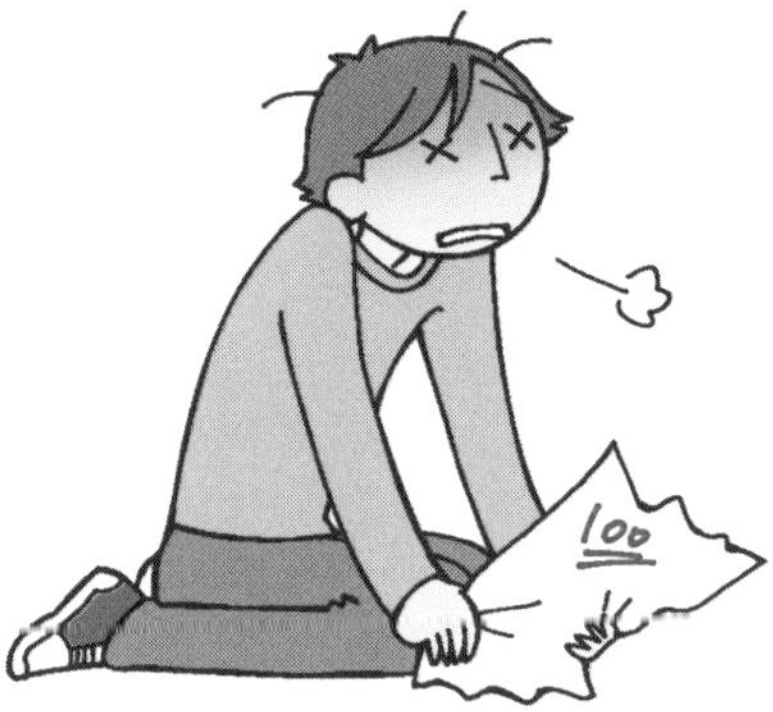

ほめられたことが強みとはかぎらない

自分の強みとは、人からほめられたこととはかぎりません。ほめられたくて無理をしていたかもしれないからです。

また、自分では弱みと思っていることが、じつは弱みではないこともあります。見方を変えて、自分の強みを考えてみましょう。

見方を変えれば強みに

発達障害の特性が自分の弱みだと思っていることがあります。自分でそう思い込んでいるのかもしれません。人からの評価に影響されていることもあります。特性は、見方を変えれば強みにもなります。

ADHDでは

- せっかち → すばやい、手際がよい、行動力がある
- 落ち着きがない → 活動的、パワフル
- 気が散る → 興味がたくさんある、頭の回転が速い
- おしゃべり → スピーチが得意

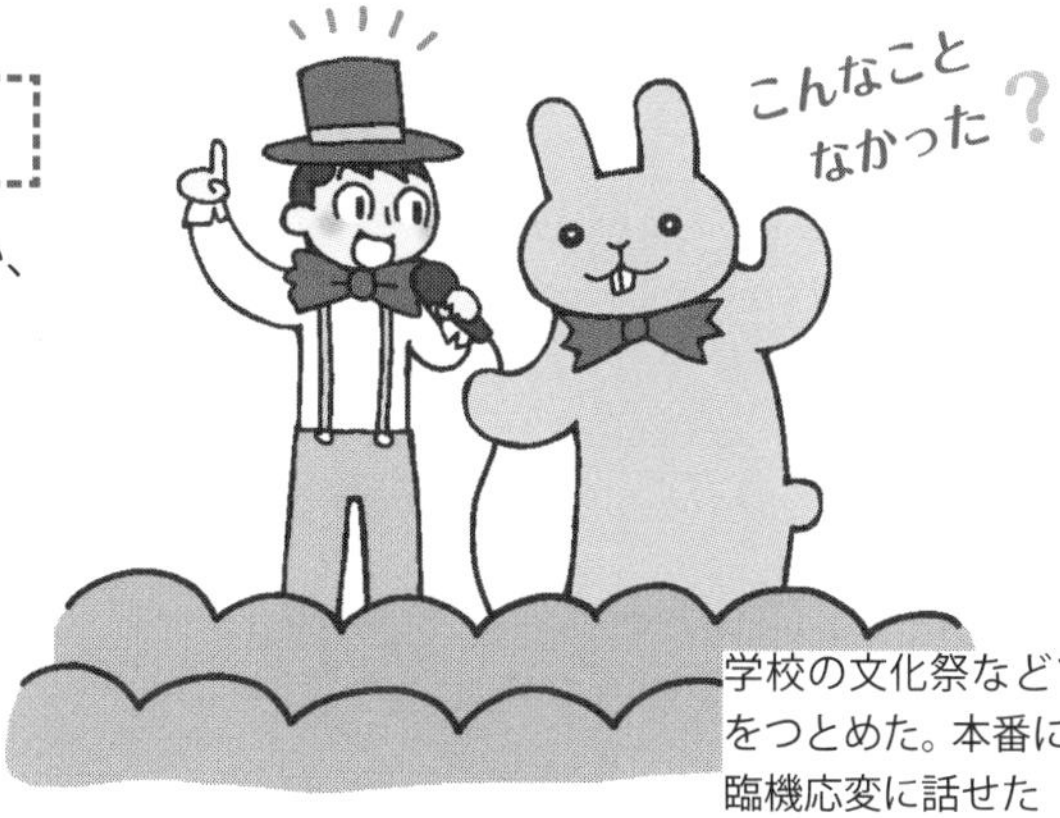

学校の文化祭などでＭＣをつとめた。本番に強く、臨機応変に話せた

ASDでは

- 心配性 → 慎重、じっくり考える
- こだわる → 動じない、意志が強い、じっくり取り組む
- 空気を読めない → 周囲に影響されない、マイペース
- 臨機応変が苦手 → 行動に裏表がない、誠実、規律を守る

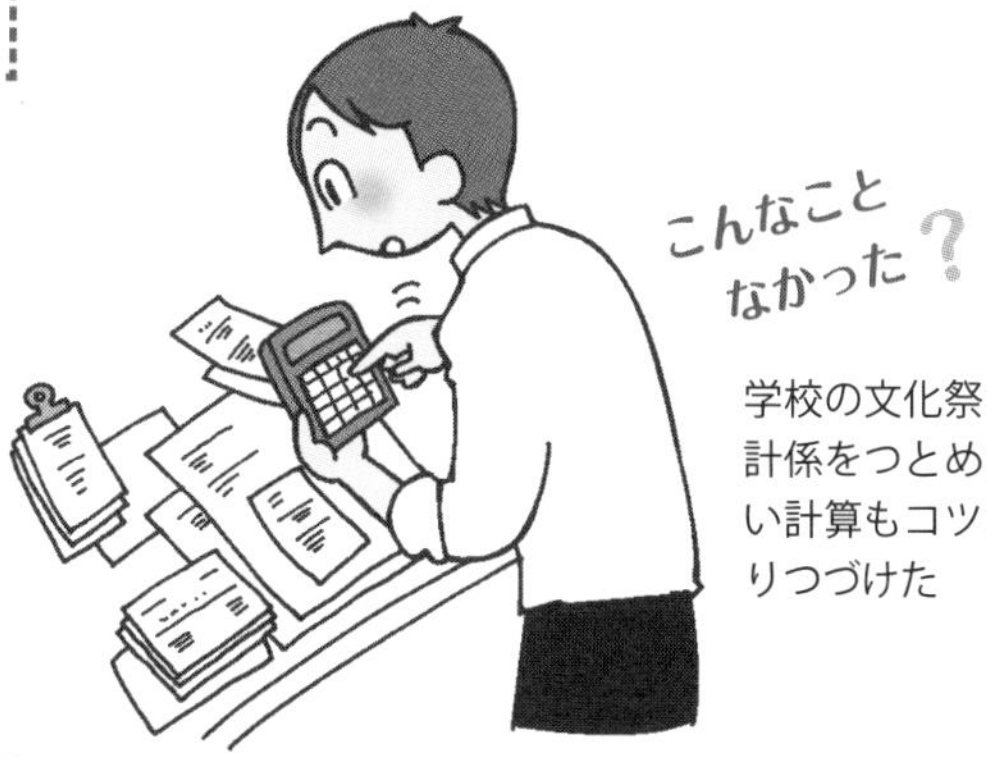

学校の文化祭などで会計係をつとめた。細かい計算もコツコツとやりつづけた

見方を変えるのが難しければ

自分のことをよく知っている人に協力してもらうのもよいでしょう。

自分で弱みだと思っているところを挙げる ▶ **親、友だち、先生、支援者などに、その弱みを強みになるように変えて書いてもらう** ▶ **２つを比較してみる**

ギフテッドと2《トゥー》E《イー》を正しく知ろう

ギフテッドとは、天から与えられたギフト、生まれつき与えられた才能をもった人という意味の言葉です。ギフテッドと発達障害がある場合、二つの特性をもっているという意味で、２Ｅといいます。

1. **知性**
   抽象的な概念を理解できる　など
2. **創造性**
   与えられた課題に対して複数の解決策を打ち出す　など
3. **芸術性**
   クリエイティブな表現力がある　など
4. **リーダーシップ**
   集団をまとめ、責任を理解する　など
5. **特定の学問**
   情熱と根気をもち、特定分野で邁進《まいしん》する　など
6. **運動能力**
   運動における正確性、緻密性《ちみつせい》がある　など

ギフテッドに「障害」の意味はない

ほかの人とちがう自分は、ギフテッドかもしれません。ギフテッドはもちろん「障害」ではなく、「才能がある」人で、才能と障害の両方がある人は２Ｅです。ただ、ギフテッドとまではいえなくても、だれにでもなんらかの「才能」はあります。

ギフテッドとは

ギフテッドとは、生まれつき、特別な才能をもっている人です。米国の定義*では右記の６分野のいずれかで能力が高いことが証明されるとギフテッドということになります。重要なのは、その才能を人のために使うことです。

特定の興味のある分野に関して幅広い読書をするのは⑤の才能

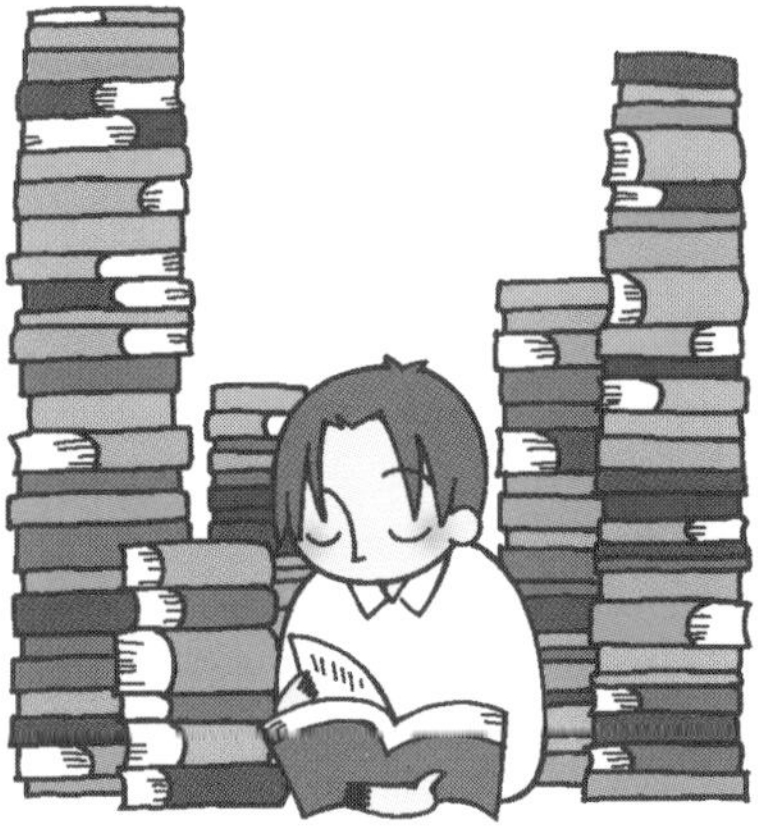

↓

社会の役に立ってこそ

部屋にこもって読書三昧《ざんまい》ではなく、その知識を社会に生かすことがたいせつ

＊全米ギフテッド＆タレンティッド・ソサエティ

２Ｅとは

２Ｅとは twice exceptional（二重に特別な）の略です。米国では主にギフテッドとＳＬＤ（限局性学習症）をもつ人のことをさしますが、ここでは、なんらかの才能となんらかの発達障害を併せもつこととします。

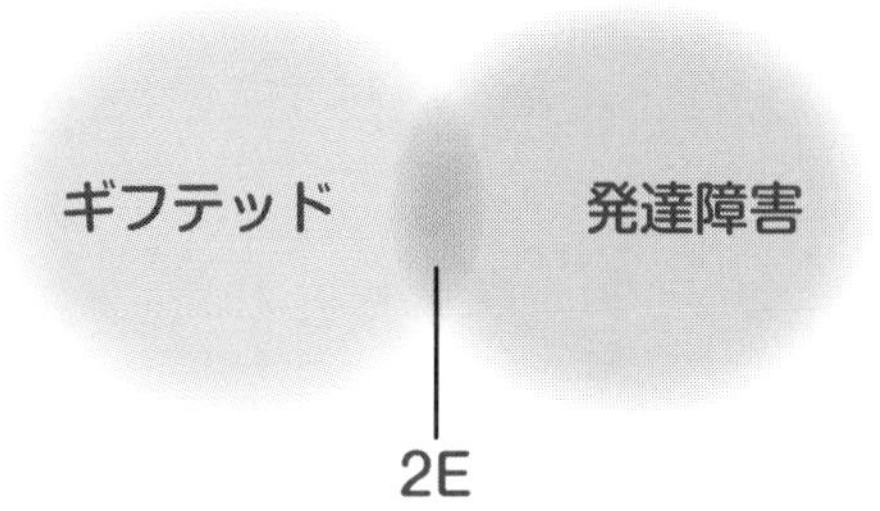

例えば、こんな人も

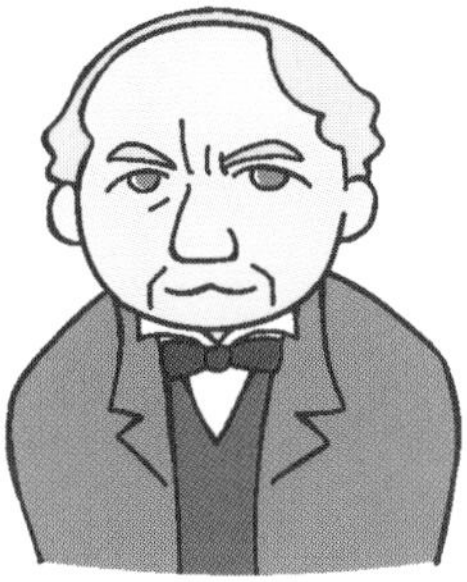

エジソン

電球など発明した天才。ＡＤＨＤとＡＳＤを合併していたという説もある

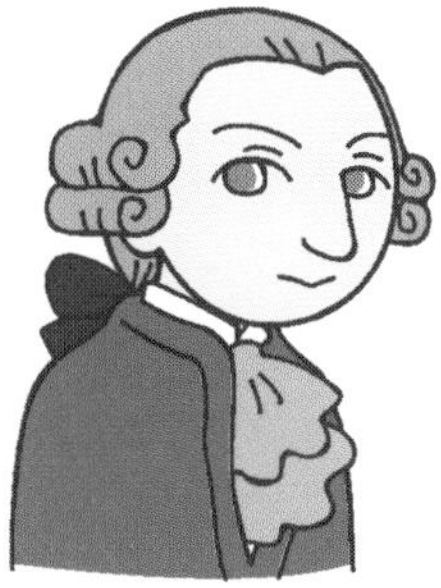

モーツァルト

多くの名曲をつくった音楽の天才。ＡＤＨＤの特性がみられるという

ほかにも、こんな人が

- **アインシュタイン：**相対性理論をまとめた。ＡＳＤといわれる
- **レオナルド・ダ・ヴィンチ：**芸術、数学、発明など幅広い天才。ＡＳＤあるいはＳＬＤといわれる
- **織田信長：**戦国武将。ＡＤＨＤあるいはＡＳＤといわれる
- **坂本龍馬：**幕末の偉人。ＡＤＨＤかＳＬＤという説がある

2Eは気づかれにくい

ＡＳＤがあって不登校の人が、じつは2Eということもあります。ＡＳＤがある一方、学力的に優れているため、授業の内容がやさしすぎて、学校に通うのが楽しくないと感じているかもしれません。

ところが、そのことに周りも気づかず、本人もコミュニケーションの苦手さがあって、その気持ちを言えません。本人が不登校の理由を自分で理解できていない場合もあります。

周りも本人も発達障害にばかり目が向いています。ＡＳＤの特性である「社会的なコミュニケーションが苦手」のために不登校になっていると判断していて、才能に気づかないのです。

また、才能にばかり目がいって発達障害に気づかない場合や、才能と発達障害の特性が打ち消し合ってどちらにも気づかない場合もあります。

障害特性イコール「障害」ではない

D（disorder）から
C（condition）へ

ADHD
▼
ADHC

ASD
▼
ASC

コミュニケーションの苦手さがあっても、受け答えのスキルを身につければ困らない

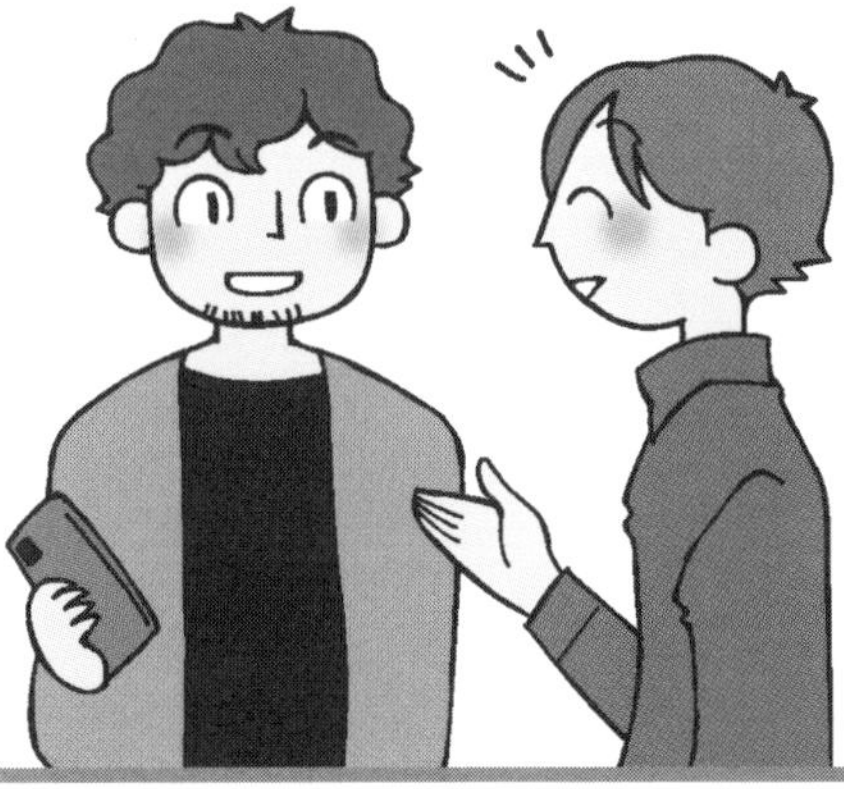

コンディション（状態）というとらえ方もある

発達「障害」は、日常生活に支障がなければ障害ではなく、「コンディション（状態）」という考え方も出てきました。例えばＡＳＤは、日常生活に支障があればＡＳＤですが（Ｄは障害の意味）、支障がなければ自閉スペクトラム「状態」で、ＡＳＣだというのです。

一方で、発達障害の特性を、脳の多様性とするニューロダイバーシティという概念も広まってきています。発達障害は障害ではなく、人間の生物学的な、つまり脳の多様性であるという概念です。

いずれも、発達障害は治療や手当てを必要とする病的なものではないとしています（症状を軽減する薬はあります）。ただ、特性はあるので、工夫やスキル、支援は必要です。また、2章で述べるように環境への感じ方が安全・安心のもとになるので、まず環境をととのえることが重要です。

2 心身の安心感を得る

体や心に、ストレスがたまっていないでしょうか。
能力を発揮して自己実現に至るには
まず、安心感をもてていることが
基礎になります。
自分の感覚や認知の特徴を理解してストレスを減らし、
安心感を得ることから始めましょう。

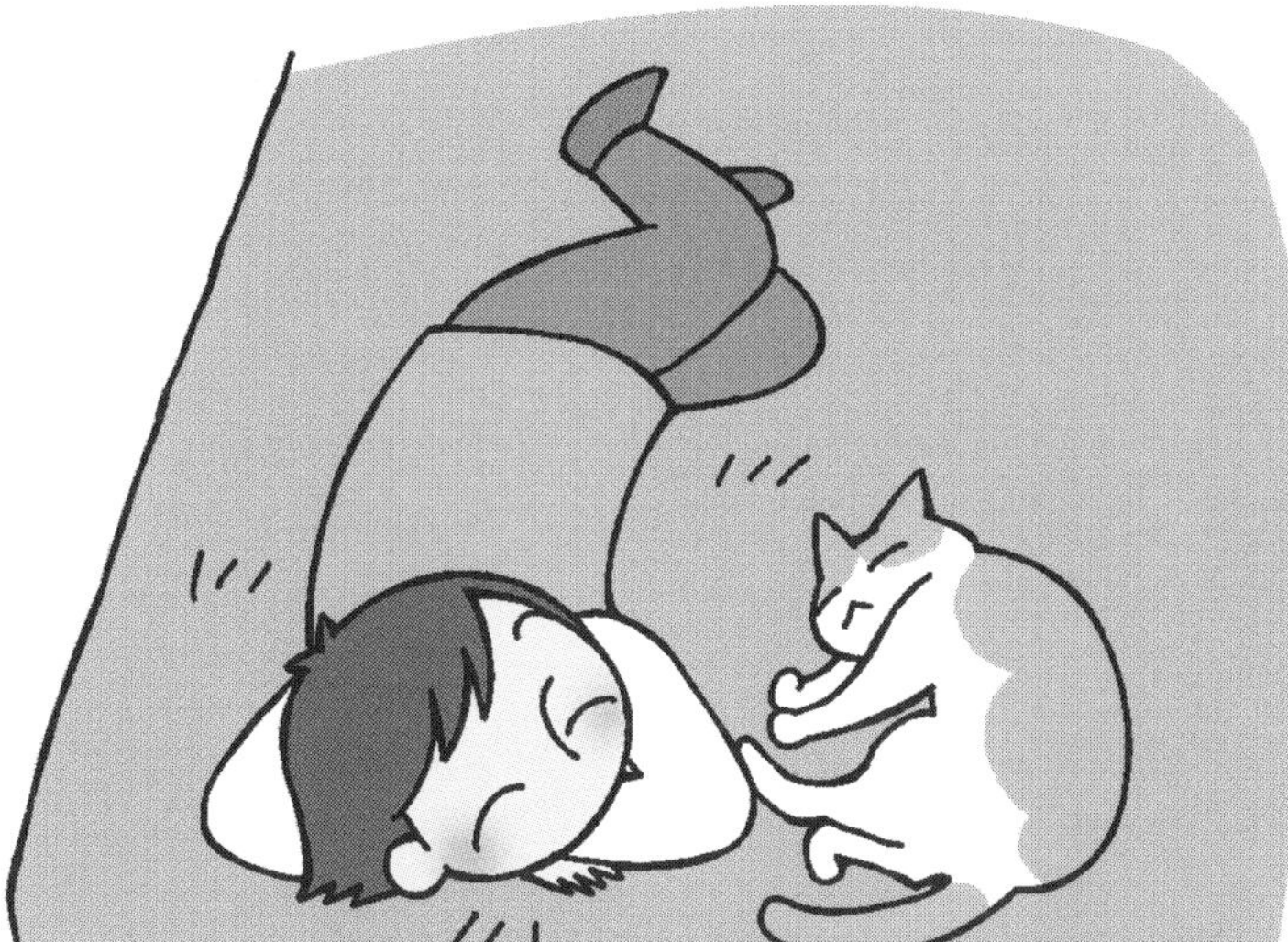

安全な環境なのに危険を感じてしまう

安全欲求はマズローの五段階ピラミッドで下から二番目に挙げられているほど、自己実現の基礎となるものです。ところが、安全なのに危険だと察知してしまい、これがストレスになることがあります。

無意識のうちに危険を感じる

　人間は危険を感じたら瞬時に反応することで生命を守っています。危険か安全かは、視覚や聴覚などの感覚系から情報をとりこみ察知されます。ところが、意識の及ばないところで神経系が誤作動を起こして、実際には安全なのに危険と察知したり、危険なのに安全と察知したりすることがあるのです。これはポリヴェーガルの理論ですが、発達障害の特性への見方を変えるヒントになります。

　神経系の誤作動は環境への感じ方が原因です。感じたことに過剰に反応するのが感覚過敏、反応が過小であるのが感覚鈍麻です。

発達障害の人の感じ方

**　発達障害の人が、環境をどのように感じて反応しているか、たとえ話をするとわかりやすいでしょう。深夜に友だちと一緒に歩いているとします。**

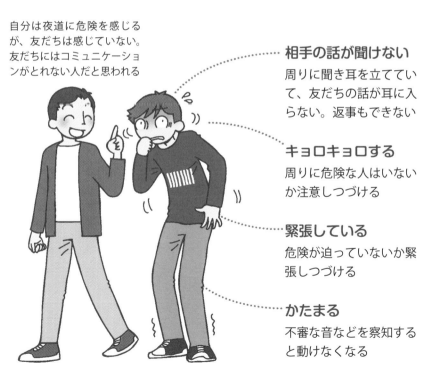

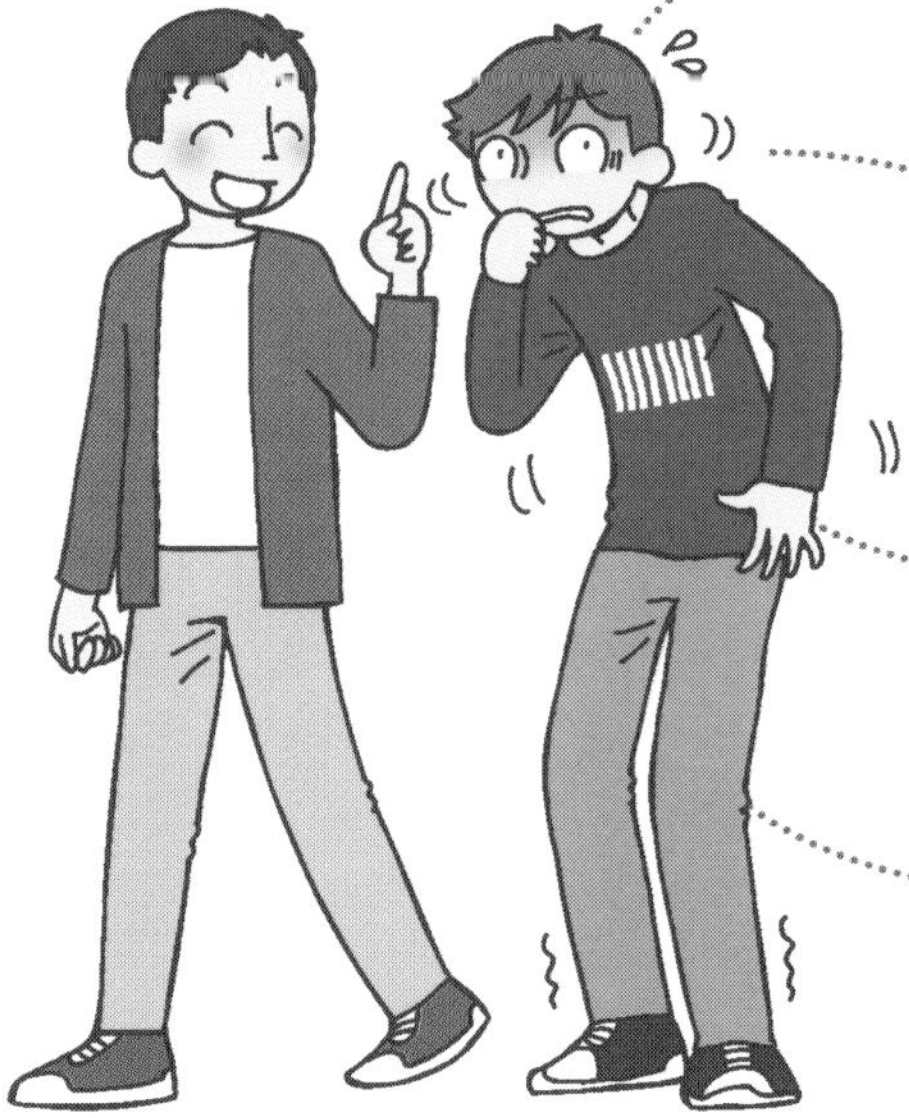

自分は夜道に危険を感じるが、友だちは感じていない。友だちにはコミュニケーションがとれない人だと思われる

相手の話が聞けない
周りに聞き耳を立てていて、友だちの話が耳に入らない。返事もできない

キョロキョロする
周りに危険な人はいないか注意しつづける

緊張している
危険が迫っていないか緊張しつづける

かたまる
不審な音などを察知すると動けなくなる

安全・危険への反応

環境に対して危険を感じると、たたかう／逃げる、かたまるの反応を示し、安全だと感じたときには穏やかになります。これは自律神経のはたらきによる無意識の反応とされています（ポリヴェーガル理論による）。

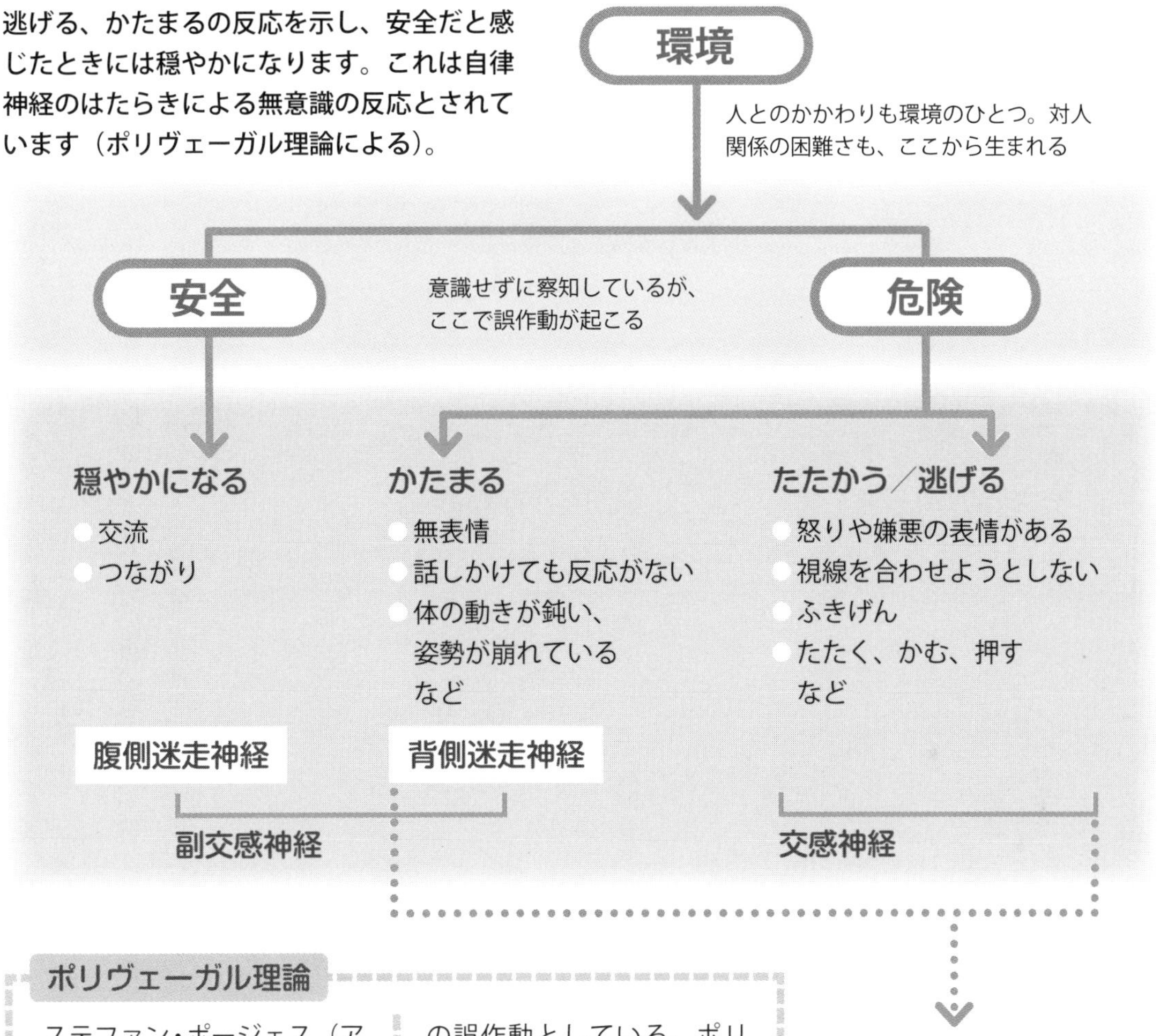
環境
人とのかかわりも環境のひとつ。対人関係の困難さも、ここから生まれる
安全
意識せずに察知しているが、ここで誤作動が起こる
危険
穏やかになる
交流
つながり
かたまる
無表情
話しかけても反応がない
体の動きが鈍い、姿勢が崩れている
など
たたかう／逃げる
怒りや嫌悪の表情がある
視線を合わせようとしない
ふきげん
たたく、かむ、押す
など
腹側迷走神経
背側迷走神経
副交感神経
交感神経

ポリヴェーガル理論

ステファン・ポージェス（アメリカの科学者）の理論。安全と危険をまちがえるのは、ニューロセプション（環境中のリスクを無意識に評価する神経系のプロセス）の誤作動としている。ポリヴェーガル理論は「多重迷走神経理論」ともいい、自律神経のうち副交感神経には腹側と背側の２つがあるとしている

ストレス反応

背側迷走神経と交感神経のはたらきによるストレス反応をみると、しばしば、問題の理解や解決のヒントを得ることができる

安心感が重要②

感覚、認知の調整とストレスケアを

自分の能力を発揮して自己実現をめざすには、まず自分自身の基礎、土台がしっかりしているか、見直してみましょう。つまり、安心感を得られているかどうか、がたいせつなのです。

不安感はストレスになる

　発達障害の人のなかには、本来は安全な環境でも不安になることがあります。その不安感がストレスになり、能力を発揮できなくなっています。不安を感じてしまう大きな原因は感じ方による神経系の誤作動で、認知のしかたも関係しています。

神経系の誤作動

無意識のうちに神経系が誤作動を起こし、安全と危険の察知をまちがえる（→ P28）

安全

危険！

↓

安全だと感じない

本来は安全な環境でも、安心感を得ることができない

認知もかかわる

本来はネガティブなことではないのに、ネガティブに受け取ってしまう

↓

不安になる

↓

ストレスになる

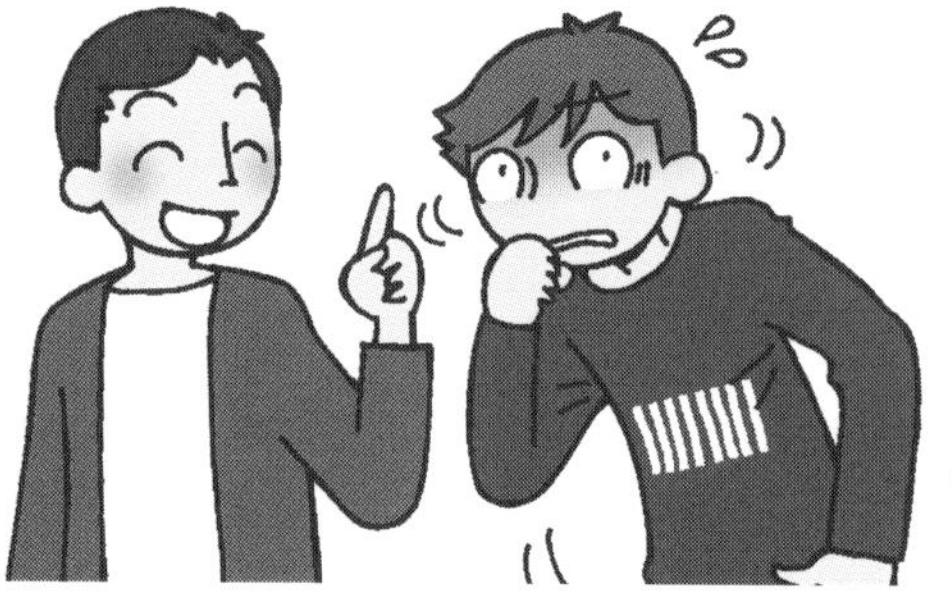

友だちが「大丈夫だから安心して」と言っても、安心できるものではない。安心感を得るにはどうしたらよいだろうか

安心感を得るには

不安感をとり、安心感を得るには、感覚の調整と認知の調整が必要です。まずは体と心のストレスケアをおこないましょう。

感覚の調整

感覚を調整して神経系の誤作動を減らす。また、リラックス法は神経系をととのえる ▶ P36 ～ 45

認知の調整

ものごとをネガティブに受け取りすぎていないだろうか。ポジティブに受け取れるような練習をしよう ▶ P46 ～ 49

体と心のケア

体や心に疲れがたまっていないだろうか。体を休め、心のストレスケアをしよう。まずは体の状態をみてみよう ▶ P32 ～ 35

人間の欲求を５段階でみても（→Ｐ８）、体の状態がととのっていないと、安心感を得るための段階に進めないことがわかる

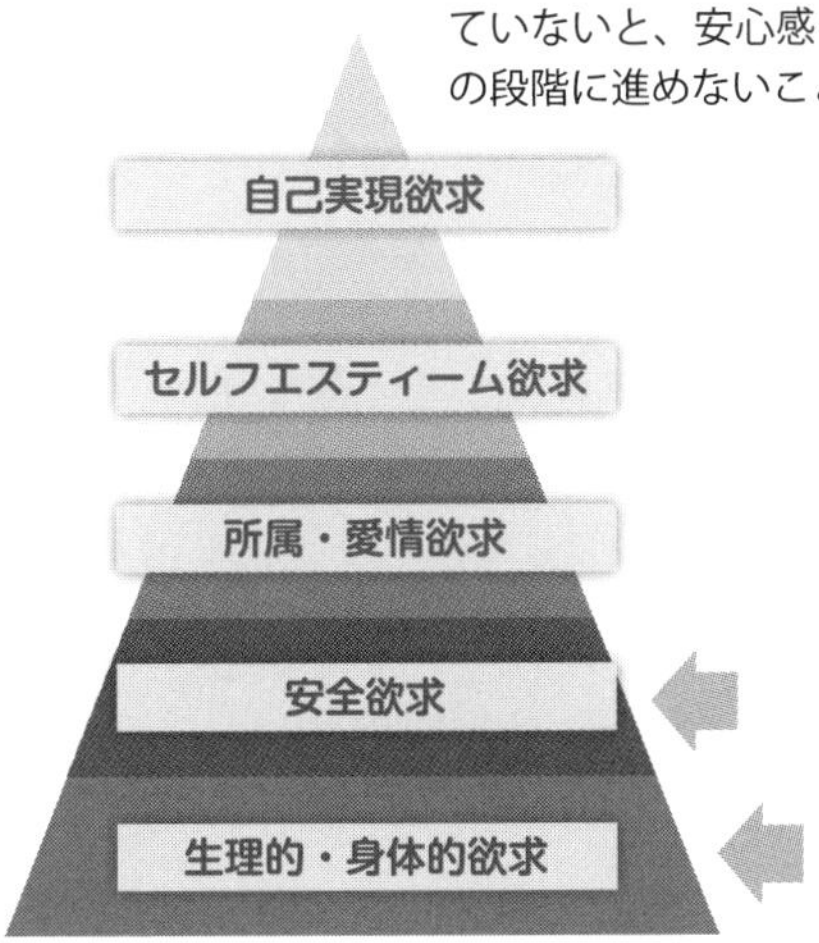
自己実現欲求
セルフエスティーム欲求
所属・愛情欲求
安全欲求
生理的・身体的欲求

能力を発揮するには まず安心感を

小学生のころ、担任が急用などで代わりの先生が来るだけで不安になり、勉強に集中できなくなったことはありませんか。発達障害の人は不安を感じやすいのですが、特にＡＳＤは変化に弱く、不安感がふくらみやすいです。

能力を発揮できるのは、安心できる環境にいるときです。不安だと能力を発揮できないどころか、たたかう／逃げる・かたまるの三つの反応になってしまいます。不安感によるストレス反応が特性として、ときに日常生活の支障になり、能力を発揮することをさまたげることがあります。

不安感は心へのストレスになるだけでなく、過呼吸など体にも現れます。安心感を得られるよう、不安感を取り除く方法を、みていきましょう。

疲れやすいと自覚して、しっかり休む

体が疲れていると、特性が強く出やすいです。ところが、発達障害の人は疲れを感じにくかったり、無理をしていることに気づきにくかったりします。自分は疲れやすいと自覚してしっかり休みましょう。

無理が疲労のもと

発達障害があることで疲れやすい人が多いです。自分では気づかないうちに一日中緊張して、無理を重ねていませんか。疲れに気づきにくいため、いきなり体調を崩してしまうこともあります。

一日中緊張している

周りとズレたことをしていないか常に気をつかっています。また、神経系の誤作動で、環境に不安感をもっているため、緊張がとけません。

↓

体への疲労がたまる

眠い、動きたくない、体重は増えていないのに体が重いなど、思うように体が動かないときは、疲れがたまっているのかもしれません。

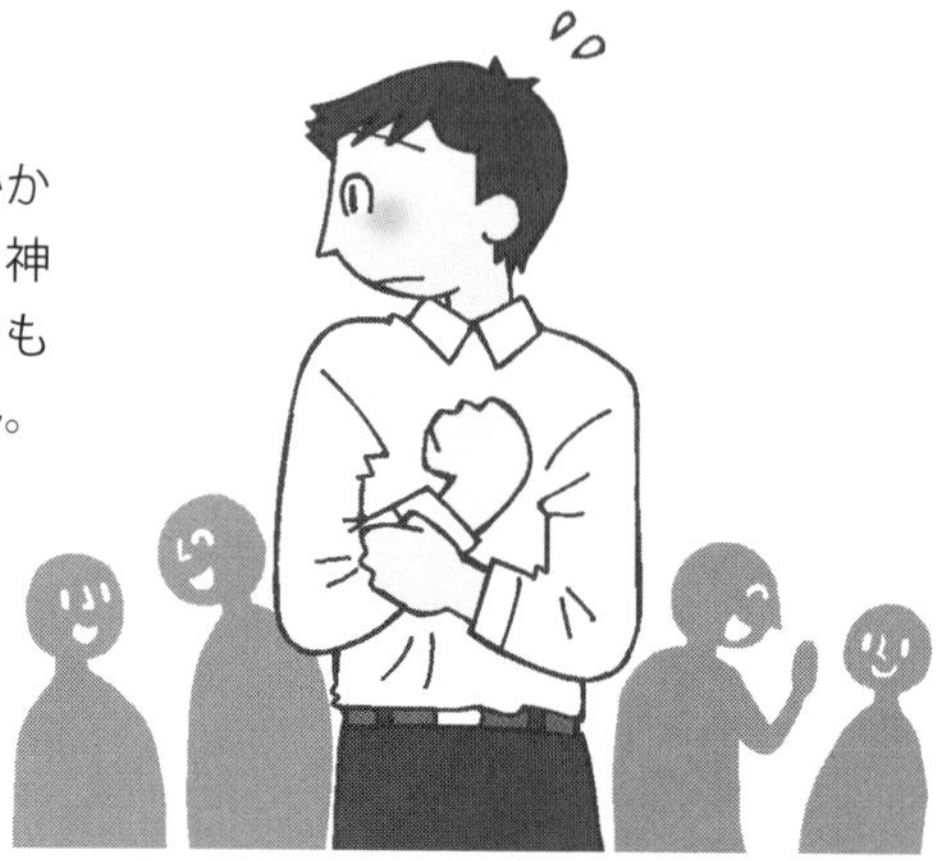

周りから浮かないように、常にみんなの言動に注意している。そうしたことは、そもそも苦手なので疲れてしまう

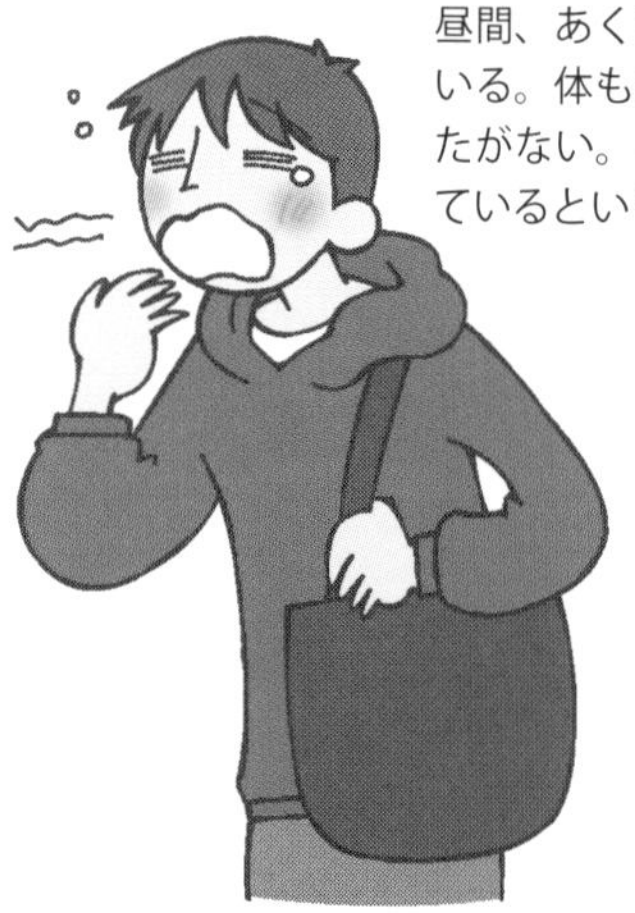

昼間、あくびばかりしている。体もだるくてしかたがない。これは、疲れているということか？

ほかにも、こんな現れ方が

- 食欲がない
- 目がかすむ
- イライラする
- 過呼吸
- 座る姿勢を保てない
- いつもと同じような速さや距離を歩けない
- 体に痛いところがある

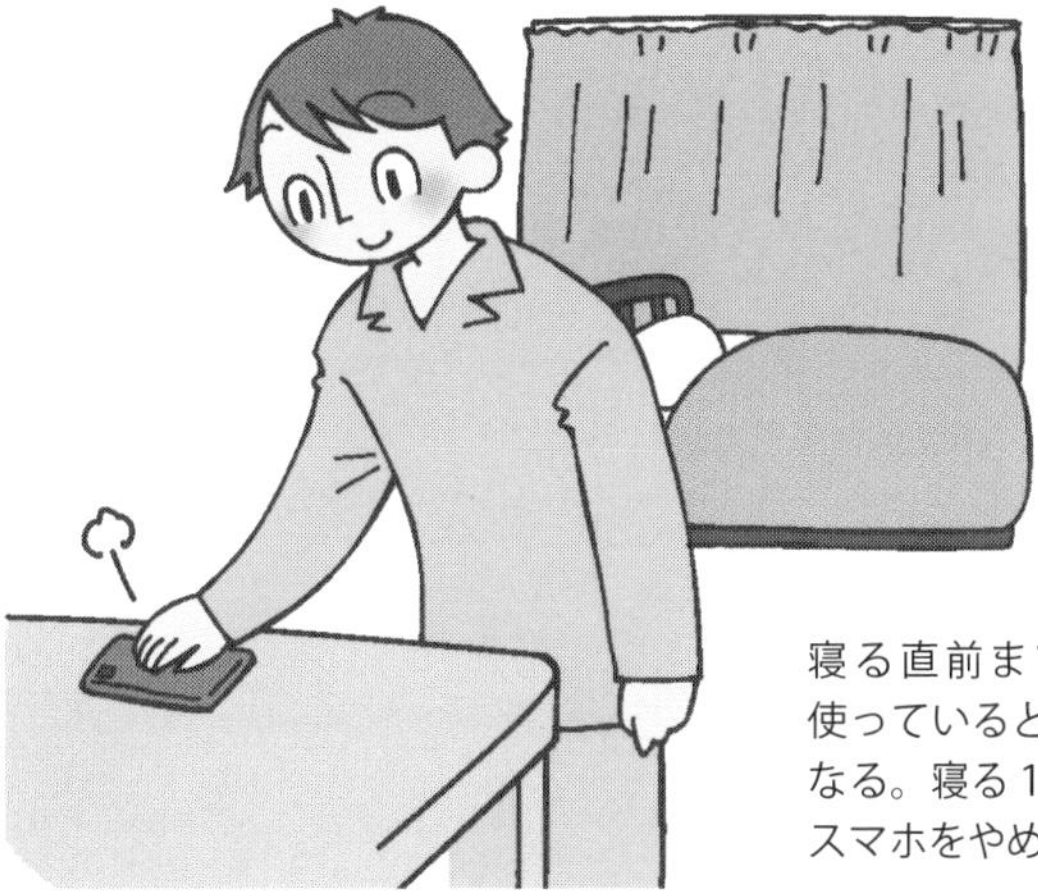

寝る直前までスマホを使っていると寝つけなくなる。寝る1時間前にはスマホをやめよう

いきなり体調を崩すこともある

発達障害があると疲れやすいのですが、それも特性の影響があります。作業にこだわって休まずに続けてしまう、周りと同じようにやろうとする、予定をつめこんでしまう、頼まれたら断れないなど、さまざまな理由で無理をしてしまうのです。さらに、疲れていることに気づきにくい傾向もあるため、いきなり体調を崩してしまうことがあります。

自分は疲れやすいと自覚して、健康管理をしましょう。疲れに気づきにくいのなら、数字で管理するといいでしょう。体重をはかって、急激に減っていないか確かめます。忙しかった日は疲れを感じていなくても早めに寝ましょう。

また、勉強や作業の途中に休憩をはさむよう、最初から予定に組み込んでおきましょう。

休むことがたいせつ

体の健康をつくるには、睡眠と食事をしっかりとること、そして休みをとることが必要です。そうした健康管理ができているかを、見直してみましょう。

睡眠

夜なかなか寝つけない、朝すっきり起きられない、夜中によく目が覚めるといったことがあったら、睡眠不足かもしれません。寝る時間と睡眠時間を見直しましょう。

食事

朝食をとらない、作業に熱中していると食事を忘れる、偏食が多い、食事時間が不規則といったことはないでしょうか。ファストフードのようなものばかり食べるのもよくありません。

休むことはセルフケア
「怠け」ではない

作業中に休むことを「怠けること」と感じてしまう人もいる。休むのは健康管理のために必要なセルフケアと、考えを改めよう

ストレスへ対処して、心の疲労を防ぐ

休んでもなお疲れがとれない場合、心が疲れているのかもしれません。ストレスがあると心に疲労がたまり、能力を発揮できなくなります。自分らしさを生かすことなど、できなくなってしまいます。

心の疲労があるのかも

ストレスがたまると心が疲れはてて不安定になってきます。やる気や集中力をなくし、本来ならできるはずのことができなくなります。例えばP23 の人たちは……。

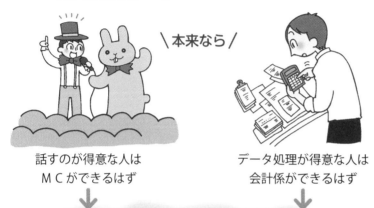

＼本来なら／

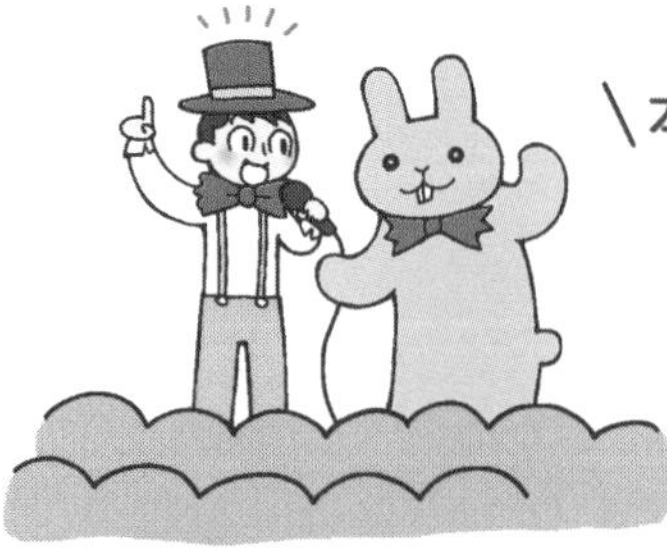

話すのが得意な人は
ＭＣができるはず

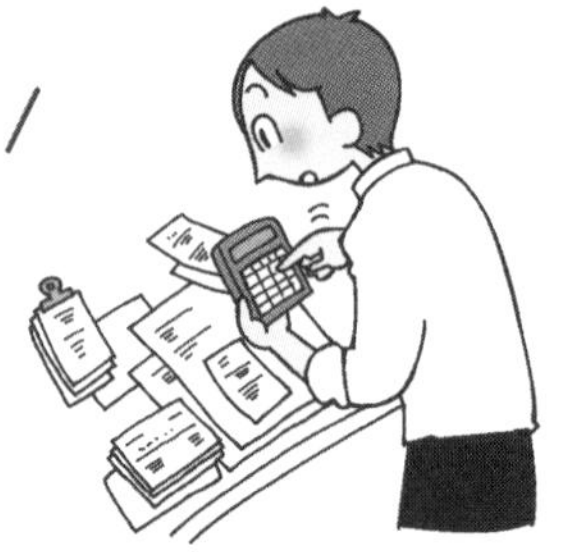

データ処理が得意な人は
会計係ができるはず

↓

ストレスがたまっていると

↓

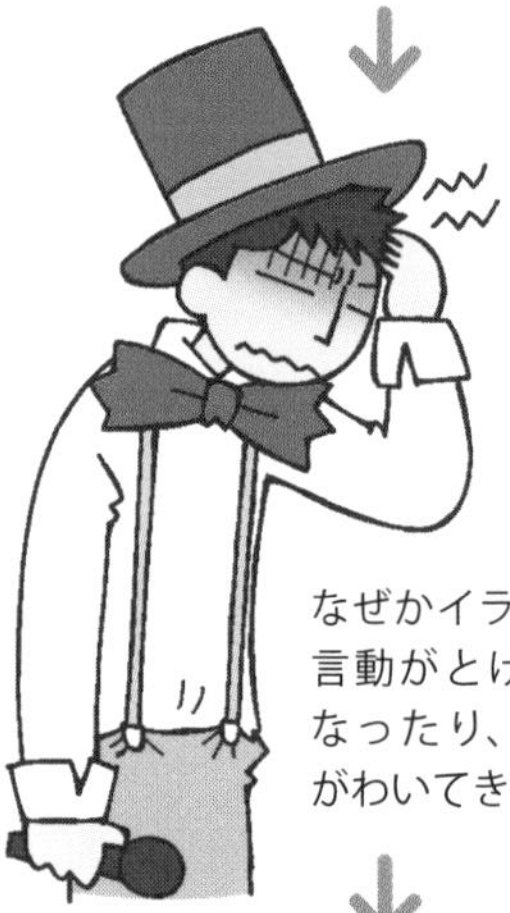

なぜかイライラして、言動がとげとげしくなったり、急に怒りがわいてきたりする

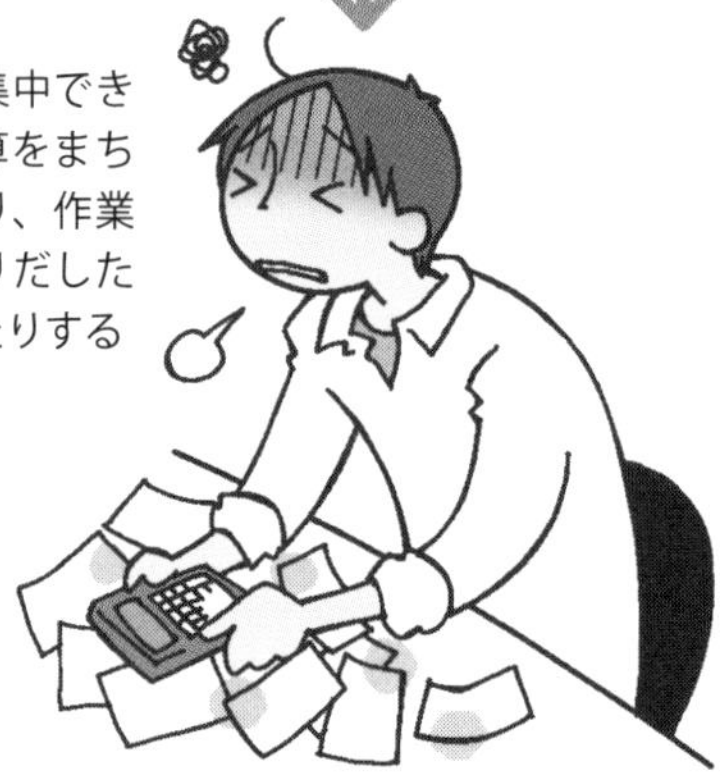

なぜか集中できず、計算をまちがえたり、作業をほうりだしたくなったりする

↓

自分の強みを生かせない

ストレスのもと

ストレスのもとになるものは、大きく３つに分けられます。なかには、対処できるものもあるでしょう。

自分のこと
発達障害があること、理想と現実のギャップ、特性が日常生活に支障をきたしていることなど

対人関係
人づきあいに困ること。コミュニケーションの苦手さや、誤解から生まれたトラブルなど

できごと、環境
事故、経済的な問題、転校や転居など環境の変化、騒音や狭さといった住環境など

心のストレスケア

心が疲れてしまう前に、疲れのもとになるストレスへ対処しましょう。下記のような方法が有効です。また、後述する環境と認知の調整はストレスケアにもなります。

1 人と話す

悩みやつらさを話すことで楽になる。相手から勇気づけ、承認の言葉がもらえると、心の疲れがとれる ▶ P56

2 ＳＯＳを出す

できそうもないことは無理をせず、サポートしてもらう。ＳＯＳを出すことをためらわないで ▶ P78、80

3 体を休める

心の疲労かと思っていたら体の疲労だったり、体の疲労が心のストレスになっていたりすることもある。まず、体を休めてみよう ▶ P32

心の疲労には気づきにくい

発達障害の人は体の疲労に気づきにくい傾向がありますが、心の疲労に気づくことも苦手です。

なぜかイライラしたり、集中力がなくなったりしていたら心が疲れているのかもしれません。

ストレスのもとには、環境や感覚の調整のように取り除くことができるものもあるので、見直してみましょう。

また、自分にとってリラックスできることがなにかを考えてみます。リラックスすると神経系のはたらきがととのえられるので、安心感につながります。

ひとりでストレスケアできない場合は、手伝ってもらいましょう。話を聞いてもらうだけでもいいのです。勇気づけの言葉や、「がんばっているよね」と認めてもらう言葉は、心を楽にするでしょう。

自分の「感じ方」を知っておこう

環境に危険を感じるのは、大きなストレスになります。発達障害の人では、感覚過敏や感覚鈍麻など感じ方に特徴をもっていて、それがストレス耐性の差になっていることがあります。

体調や状況で感じ方が変わることも

人間はだれでも感覚系で環境から情報を受け取り、安全・危険を察知します。ですから、自分の感じ方を知って環境調整をすれば、神経系の誤作動が減り、安心感を得ることが可能になるでしょう。

発達障害の人の場合、感覚反応の特徴として三つ挙げられます。感覚の反応が過剰な「感覚過敏」、反応が過小な「感覚鈍麻」、さまざまな感覚を得ようとする「感覚渇望」です。

同じ人でも日や体調によってちがい、なにに対して過敏や過小になったり渇望したりするのかも、一定ではありません。

感覚過敏（感覚過剰反応）

- 音を大きく感じて耳をふさぐことがある
- 雑音があると作業が進められない
- トイレの流水音など苦手な音がある

- 衣服の質感、タグ、縫い目などが気になる
- 砂浜や草原などを裸足で歩くのはいや
- ひじょうにくすぐったがる

- 明るい場所より暗い場所が好き
- 明るい場所では目を細める
- 光で頭痛を起こしやすい

- 歯ごたえのある食べ物は苦手
- 嫌いな味や臭いが多くある

- 跳ぶなど足が地面から離れるのがこわい
- 体に触られると不安になることがある

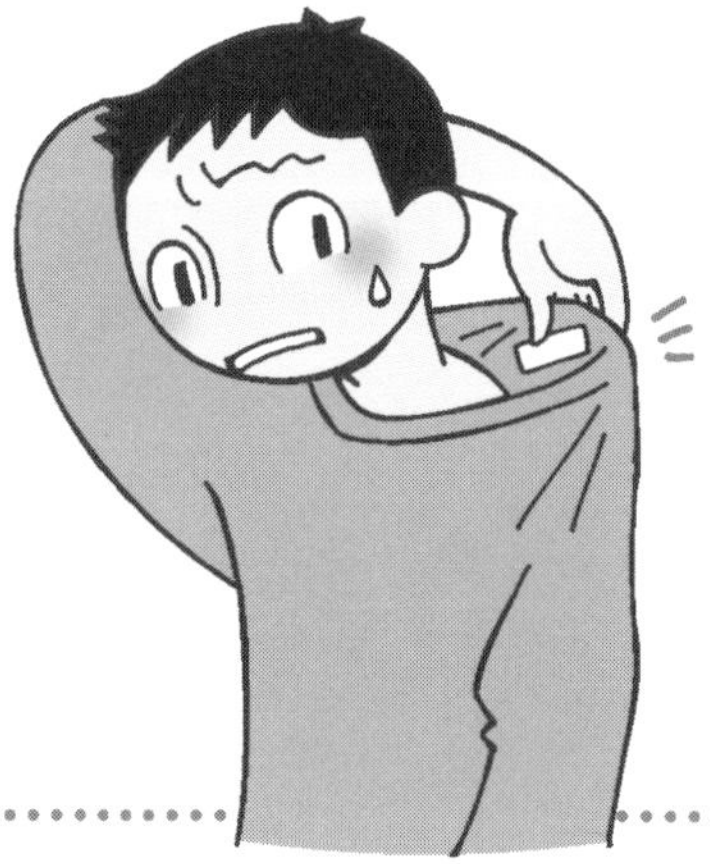

感覚鈍麻（感覚過小反応）

- 指示を聞き取れず、何度も聞きなおす
- 作業中に自分で音を出したり、独り言を言ったりする
- ケガや切り傷があっても平気
- 触られたり押されたりしても気づかないことがある
- 綿とウール、合成繊維など、衣服の繊維が気にならない
- 動いているものや人を目で追うのが苦手
- 黒板の文字を書き写しているとき、どこまで写したかわからなくなることが多い
- 目が疲れやすい
- 食事がからくても、味が薄くても気にしない
- 臭いは気にならない
- 体を動かすことが楽しくない
- テレビやゲームなど座っているのが好き
- 自分の手をみないと作業ができない

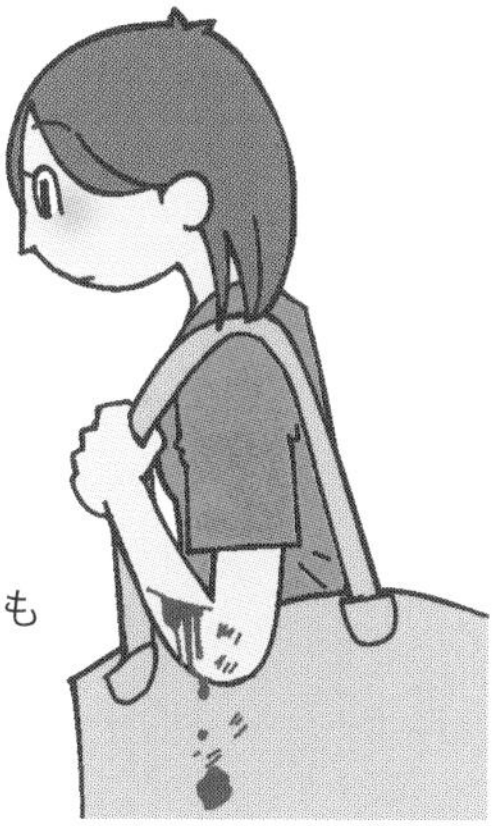

ケガで出血していても気づかない

感覚渇望

- 音楽やテレビを大音量で聞く
- 騒がしい場所を好む
- やわらかいものや、抱き心地のよいものに常に触れたい
- 物や人によくぶつかる
- 皮膚をこすったりかんだりすることがある
- チカチカする光などの刺激に惹かれる
- 鮮やかな色が好き
- 回転しているものを長時間見つづけることがある
- 歯ごたえのある食べ物が好き
- 甘いもの、すっぱいもの、からいものなど、ある種の味のものばかり食べる
- 常になにかを口に入れている
- ひんぱんに転ぶ
- ジェットコースターなど、動きの激しい乗り物が好き

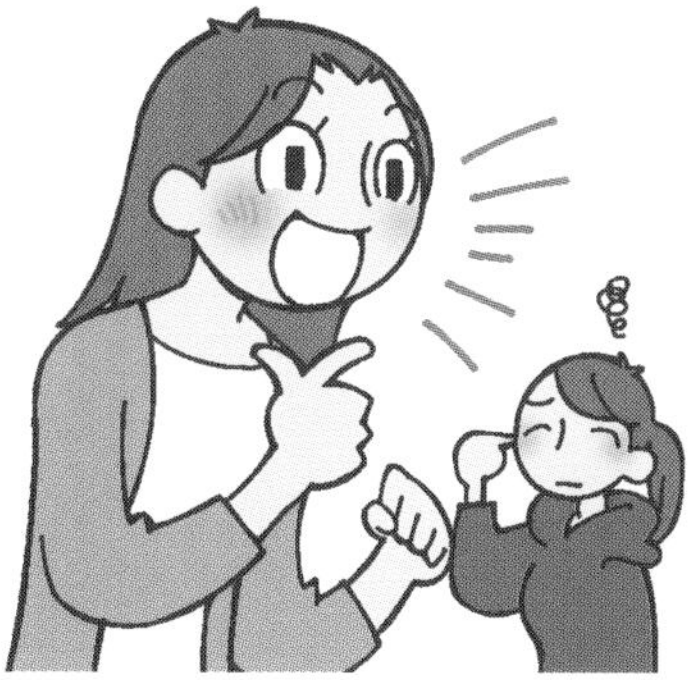

大声でしゃべる。叫び声に近いこともある

感覚過敏・鈍麻・渇望、それぞれの対処法

感覚過敏・鈍麻・渇望のどれかがある場合、ストレスになりやすいです。自分の特性を理解し、それぞれの調整のしかたをみていきましょう。

感じ方の極端さをなくす

神経系の誤作動を減らすために、感覚の調整をします。基本的には、感じ方の極端さをなくすようにしていくといいでしょう。

ただし、感覚の反応は、同じ人でも聴覚は過敏だけれど触覚は鈍麻など、一律ではありません。日や体調によって変わることもあります。特にストレスがあるとき、女性では生理前などで、感覚過敏が出やすいです。

ですから、以降に調整のしかたを挙げますが、このとおりに調整すると苦痛になることもあります。そのときの自分の状態に合わせて調整しましょう。

感覚過敏には

自分でできることは調整しますが、教室の照明など、自分では調整できないことは、周囲に伝えましょう。

- 耳せんやイヤーマフを使う
- 静かな部屋での作業を認めてもらう
- 肌に直接あたる衣服は、合成繊維などではなく綿製にする
- できるだけ裸足は避け、靴下をはく
- 体に触れられるのが苦手だと伝えておく
- 蛍光灯ではなく白熱球にする。または光色を電球色にする
- 室内でもサングラスをかける
- 好きな匂いをハンカチなどにふくませて持ち歩く
- 階段の昇降は手すりを持つ

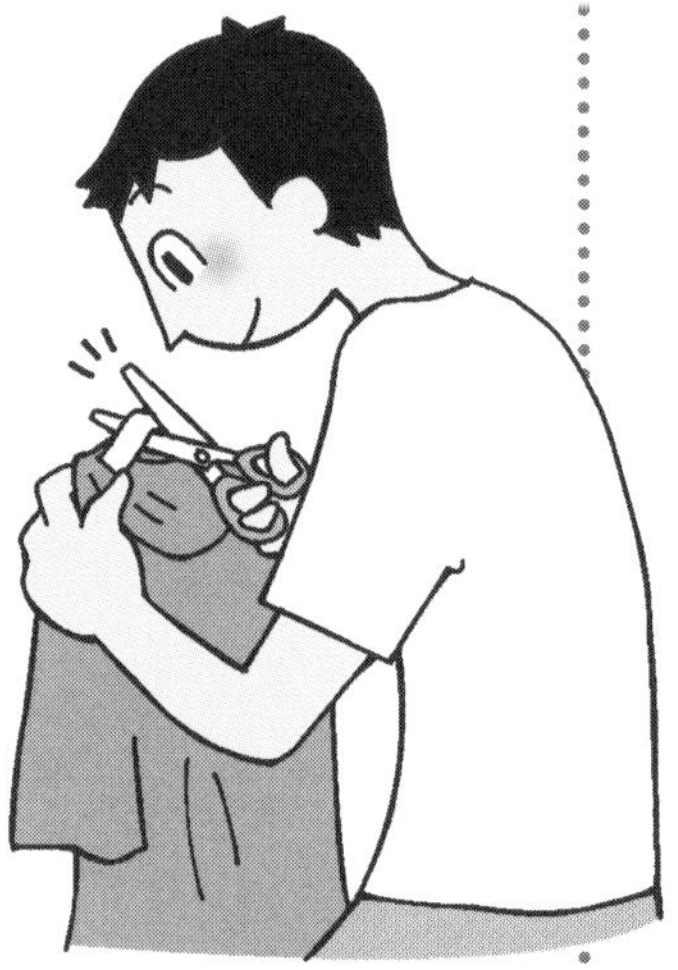

衣服は購入したらタグを切っておく

感覚鈍麻には

気づかないと健康や体調に悪影響を及ぼすようなことは、人から指摘してもらうよう、頼んでおきましょう。

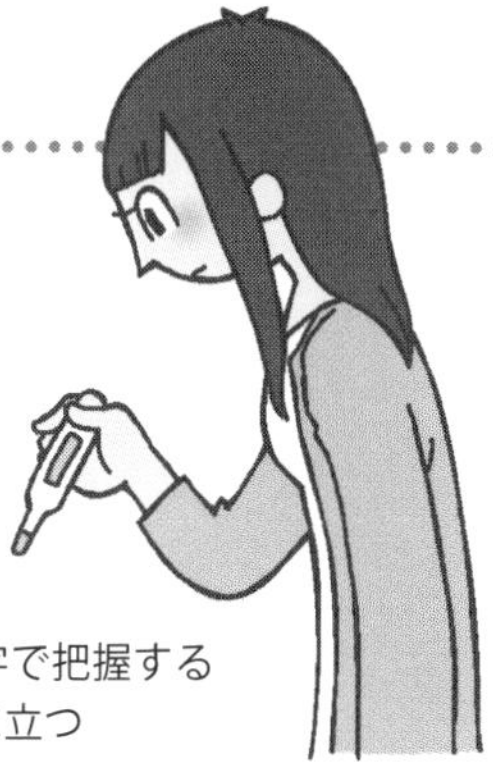

体温など数字で把握することも、役に立つ

- 指示は口頭ではなく、書いて伝えてもらう
- テレビなど大きな音で聞いていないか、音量を確認する
- ケガや切り傷があったら、教えてもらう
- 肌を刺激するような繊維、衣服を着ようとしていたら指摘してもらう
- 作業の途中で目を休めるようにする
- 食べ物や飲み物は消費期限を確認する
- 開封して日がたっている場合など、食べ物や飲み物がいたんでいないか周囲の人に確認する
- 濃すぎる味つけをしていないか、調味料の分量に注意する
- 運動不足は健康に悪影響を及ぼす。苦手でもできるだけ運動をする
- 手作業をするとき、手元をみておこなうようにする

感覚渇望には

周囲の人がみると危険なことをするなど、心配されているかもしれません。自分では困っていないことが多いので、周囲の人に確認するか、アドバイスなどは聞くようにしましょう。

- テレビなどの音が大きすぎないか、音量を確認する
- 話す声が大きすぎないか、相手に確認する
- 自分がしゃべるだけでなく、相手の話も聞くようにする
- 手触りが好きでも、持っているのが適さない場所もある。自分の部屋だけにする
- いきなり相手に触らない
- ものや人にぶつからないように気をつける
- 目の負担になるような強い光や点滅する光を見つめつづけない
- テレビやスマホなどは使用時間を決めて守る
- 口にものを入れているのがそぐわない場所もあることを意識する
- 好きな味のものばかり食べつづけない
- ケガに注意する

夢中でしゃべっていると大声になっていることも。「声、大きいかな？」と相手に確認する

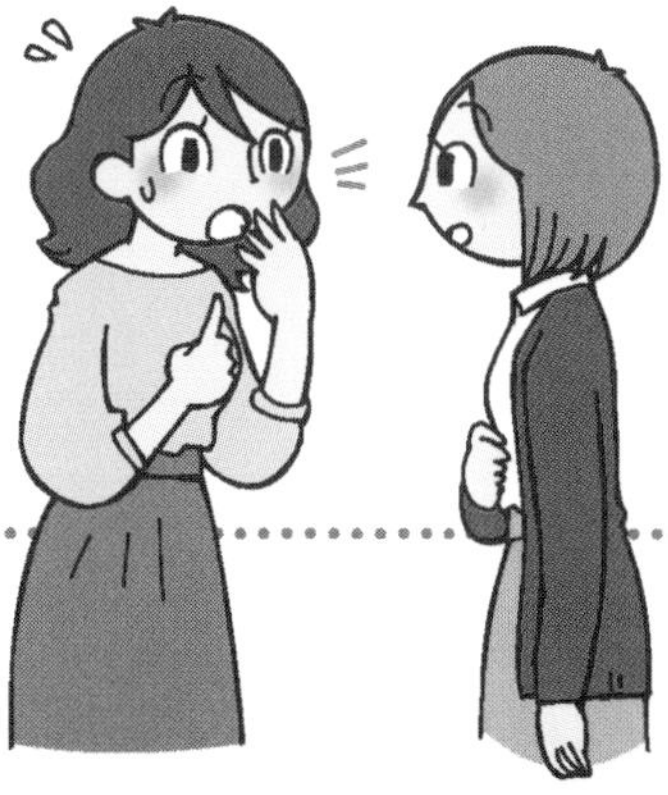

好みの香りや音で自分を安心させる

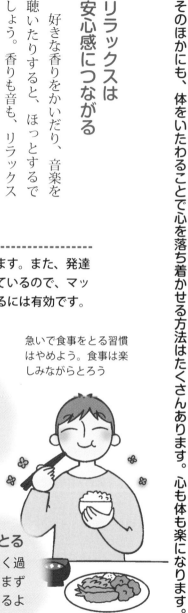

感覚の調整のなかでも、香りと音を利用することは、手軽にできる方法です。そのほかにも、体をいたわることで心を落ち着かせる方法はたくさんあります。心も体も楽になります。

リラックスは安心感につながる

好きな香りをかいだり、音楽を聴いたりすると、ほっとするでしょう。香りも音も、リラックスにたいへん有効なのです。リラックスは安心感につながります。発達障害の人には、ぜひ試みてほしい方法です。

感覚過敏への対処法

感覚は毎日一定ではありませんが、過剰か過小か、どちらかの傾向が強いようです。このページでは主に感覚過敏への対処法を挙げています。聴覚、嗅覚のほかは全身へのいたわりとして紹介します。

体へのいたわり

体をいたわることで、心もリラックスできます。また、発達障害の人は、一日中緊張して体がかたくなっているので、マッサージなどで体をほぐすこともリラックスするには有効です。

手足のマッサージ
全身でなく、手足だけでもリラックスできる

照明は暗めに
電球や光色を変えるか、明るさを落とすように調整する

電子機器を長時間使わない
スマホやパソコンを使用しつづけるのは目や神経を疲れさせる。短時間にするか、休みをはさもう

急いで食事をとる習慣はやめよう。食事は楽しみながらとろう

食事はゆっくりとる
一日中あわただしく過ごさないように、まず食事をゆっくりとるようにしよう

聴覚へのいたわり

静かな音楽をＢＧＭにするといいでしょう。海の波や川の流れなどの環境音を流すのも落ち着きます。エアコンの室外機の回転音のような低周波の音は減らす工夫をしましょう。苦手な人は多いのですが、発達障害の人は恐怖感をもつことがあるようです。

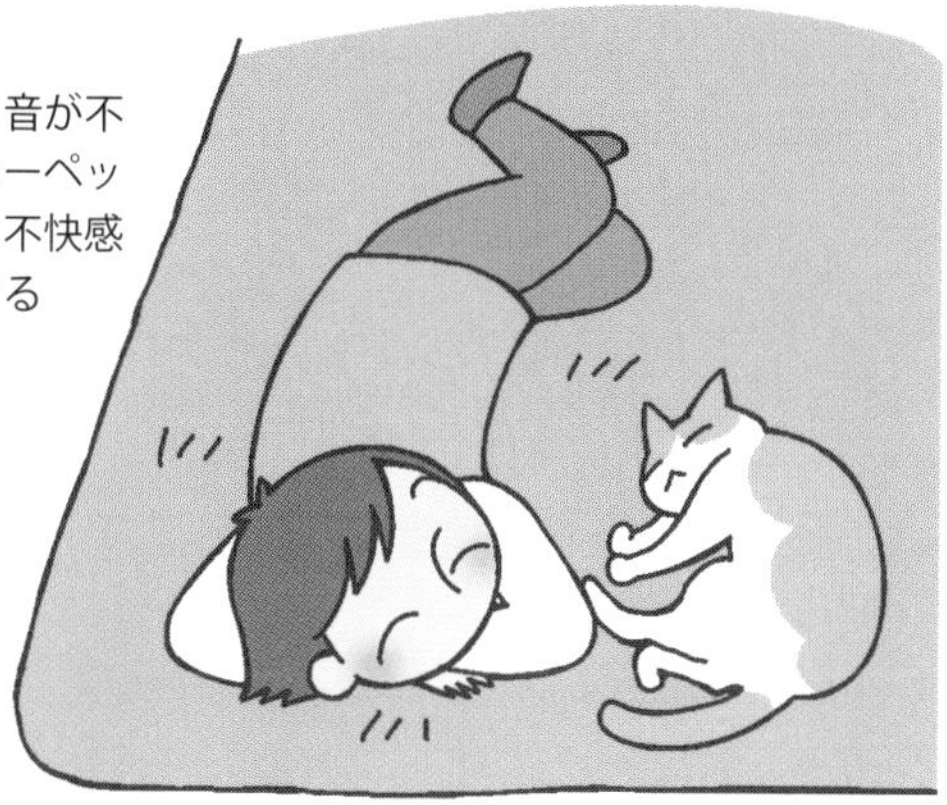

室内を歩く音が不快なら、カーペットをしくと不快感が軽減できる

嗅覚へのいたわり

香りで心を落ち着かせるアロマは、海外ではアロマテラピーという治療法があるくらい、リラックス効果が期待できます。好みの香りは人によってちがうので、まずは自分がリラックスできる香りをみつけましょう。

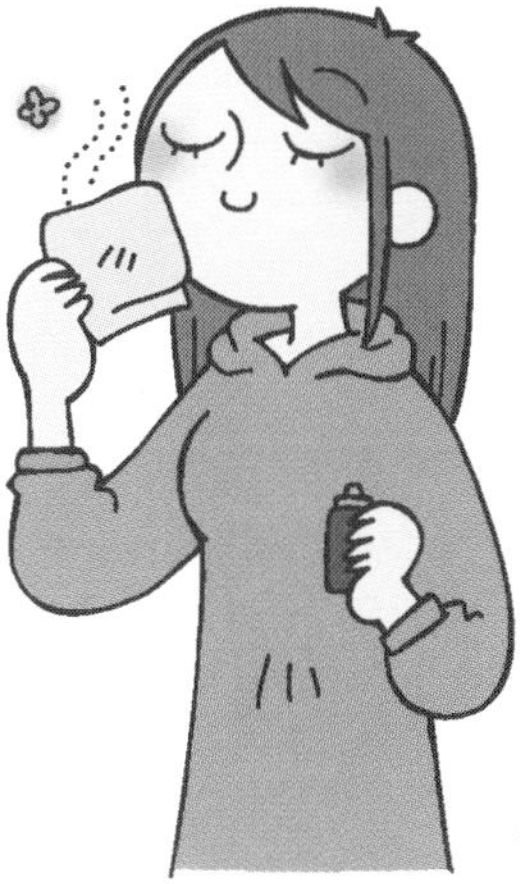

ハンカチに好きな香りをしみこませておけば、外出先でもすぐにリラックスできる

Q アロマで気分が悪くなることがあるのですが

アロマに使うエッセンシャルオイル（精油）の精度によります。農薬などの不純物が入っていると、感覚過敏の人は、それに反応してしまいます。純度 100％の精油を選びましょう。香りそのものをかぐのがつらければ、ハンドクリームなどを利用してもいいでしょう。

こんな効果が

- リラックスできる
- 睡眠の質を高める
- 集中力が高まる
- やる気が出てくる
- イライラや焦燥感がしずまる
- 疲れが軽減する

ゆったりした呼吸で心身を穏やかに

リラックスして自律神経のはたらきをととのえると、ストレス反応が軽減します。自律神経には交感神経と副交感神経（迷走神経）があり、副交感神経は二つあるとされます。

自律神経のかかわり

自律神経には、交感神経と２つの副交感神経があり、一方がはたらくとき、ほかはペースダウンしています。危機に対応するとき、①がはたらかないと②がはたらき、さらに②もはたらかないと③がはたらきます。

副交感神経
活性化すると体をリラックス状態にする。ポリヴェーガル理論（→ P29）によると、背側と腹側の２つの経路があり、はたらきが少しちがう

② 交感神経
心拍数や呼吸数を増やす。危険を察知すると、たたかうか逃げるかするために、体を活動的にする
呼吸数が増える

① 腹側迷走神経
哺乳類で発達した新しい神経。安全な状況（自らつくることも可能）で活性化し、社会的な交流を促進する
深い呼吸になる

③ 背側迷走神経
爬虫類などにもある古い神経。危険を察知すると、心拍数や呼吸数を下げ、エネルギーを節約するので、かたまる
浅い呼吸になる

ストレス反応とは
②と③がはたらくと、危険に対して、たたかう、逃げる、かたまるの３つの反応を起こす（→ P29）

自律神経のはたらきをととのえる

安心感を得られると、気持ちが穏やかになります。これは腹側迷走神経（腹側の副交感神経）がはたらくからです。

この神経のはたらきをととのえるには、呼吸法を活用するとよいでしょう。ゆっくり深く呼吸をすることで、リラックスでき、安心感を得られるようになります。

ゆったりした呼吸を

深くゆったり呼吸をすることで、腹側の副交感神経を刺激することができます。ここでは立った状態の呼吸法を紹介していますが、あおむけに寝ておこなってもいいです。

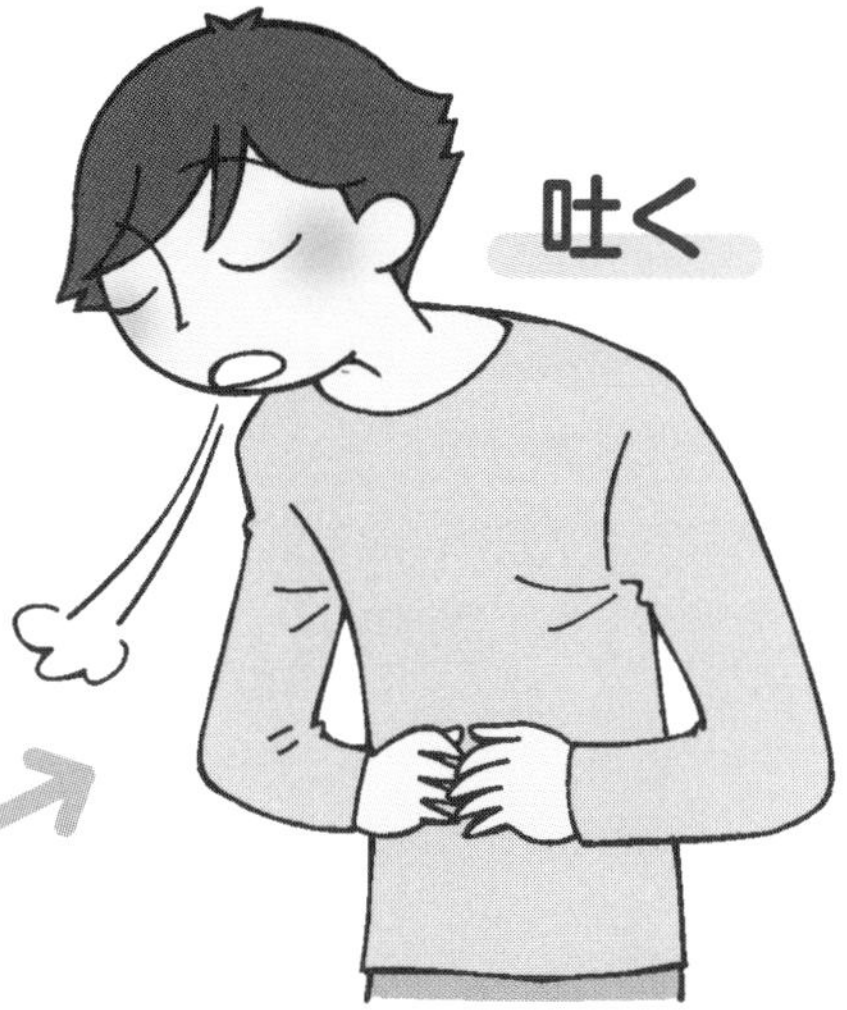

おなかがへこんでくることがわかるようにおなかに手をあてて、6秒かぞえながら、ゆっくり息を吐く

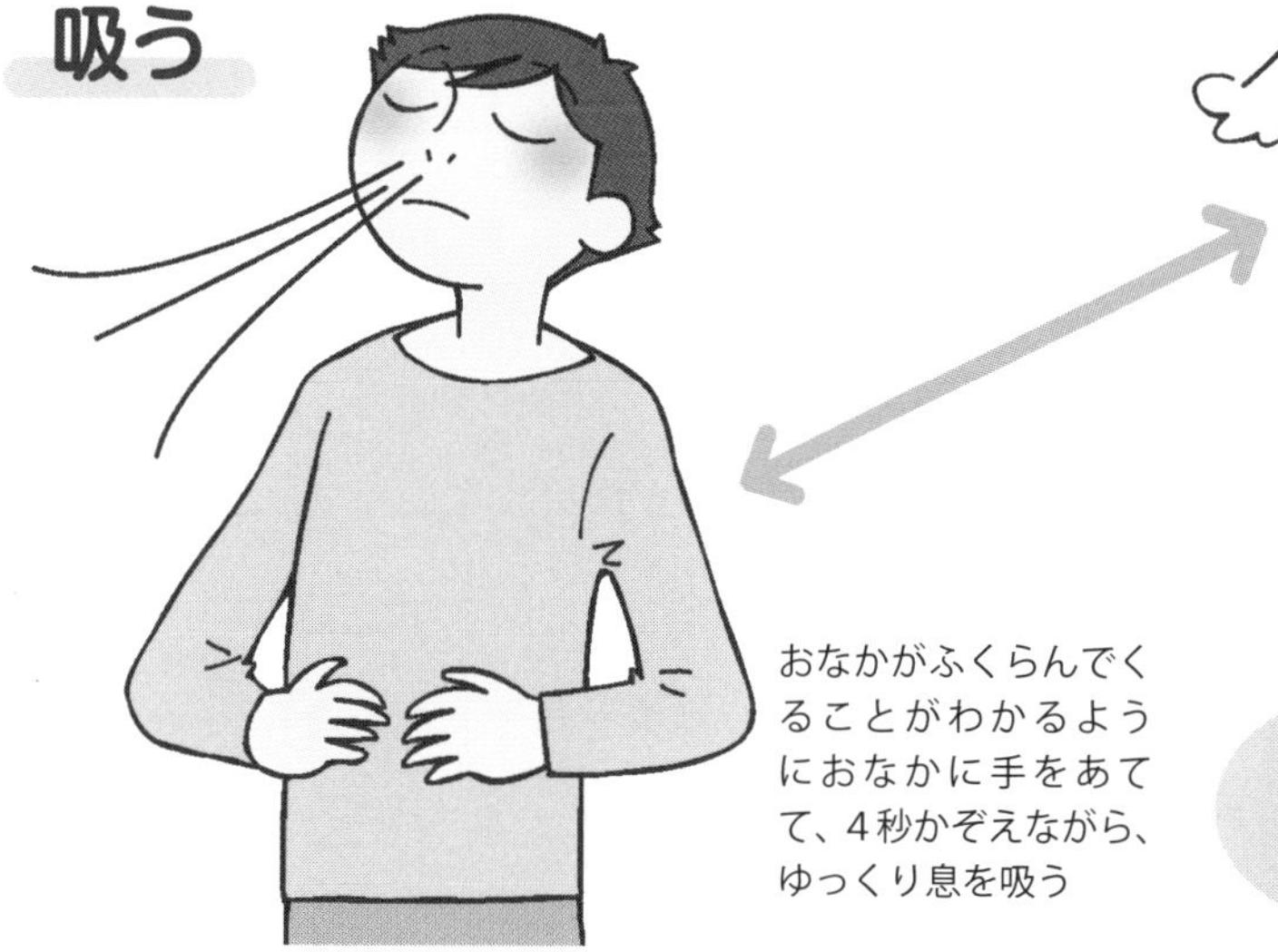

おなかがふくらんでくることがわかるようにおなかに手をあてて、4秒かぞえながら、ゆっくり息を吸う

吐く・吸うを10回くり返す

歌うと吐く息が多くなる

歌うときには、息を吐きながら声を出します。ゆっくり歌うと、吐く息が多くなり、呼吸法の一助になります。管楽器を吹くときも同じことです。

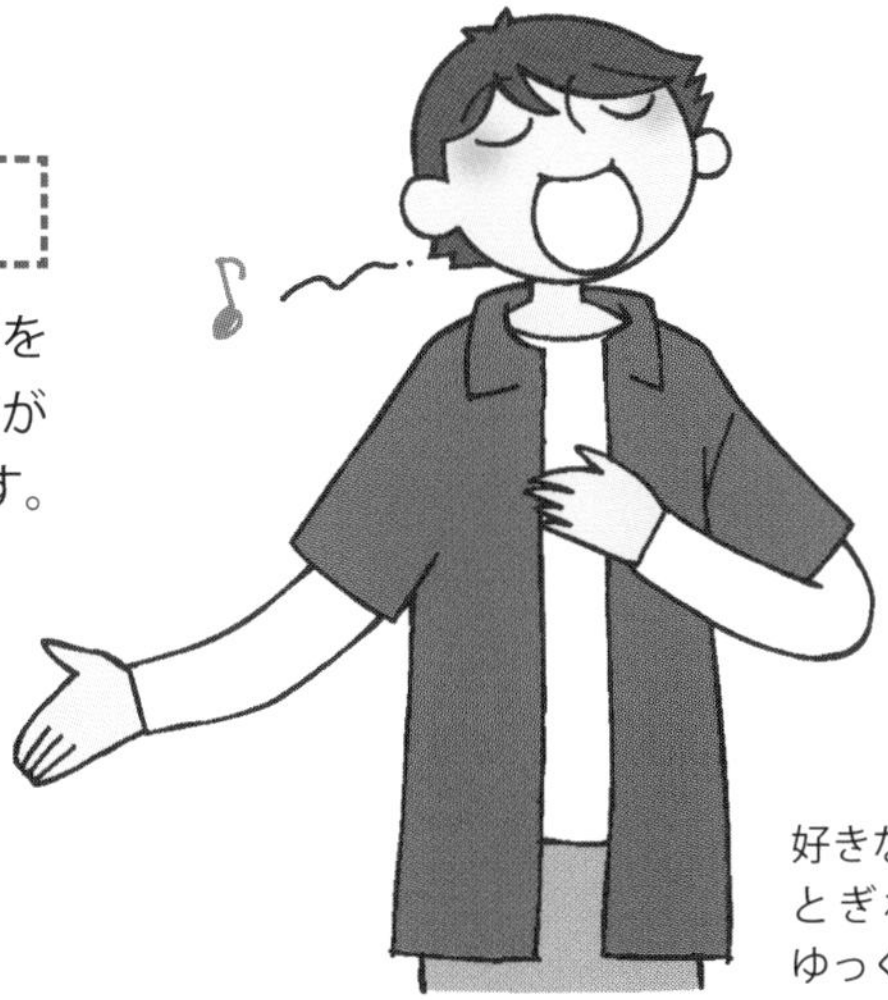

好きな曲を、歌詞がとぎれないようにゆっくり歌おう

マインドフルネスでさらにリラックス

呼吸法が身についてきたら、次はマインドフルネスをやってみましょう。
呼吸に意識を向けることで、副交感神経が活性化してきて、よりリラックスできるようになります。

マインドフルネスとは

マインドフルネスは、瞑想法をベースにした、心のエクササイズです。本来は「今、ここにあるものにありのまま気づく」ことが目的で、リラックスは副次的な効果です。

呼吸に意識を向けよう

マインドフルネスでは、「今・ここ」で感じる音や思考などを観察します。まずは呼吸に意識を向けることから始めてみましょう。

マインドフルネスには、ストレスを減らすなど、さまざまな効果があります。ＡＤＨＤの人にも効果があるといわれています。

マインドフルネスの効果

マインドフルネスにはさまざまな効果があることがわかっています。例えば以下のような効果があります。

注意力がアップ

呼吸に意識を向け、注意をとどめる。呼吸から注意がそれたことに気づいたら、呼吸に再度注意を向ける。このようなトレーニングをおこなうことで、注意力がアップする

リラックスできる

過去や未来にとらわれずに「今・ここ」のありのままの状態だけを意識する。不安や後悔に意識を向けなくなることで自分でストレスをつくることが少なくなり、結果的にリラックスできる

体への気づき

鼻先やおなかに注目し、呼吸を観察する。また、足の先から頭までゆっくり意識していく「ボディスキャン」という瞑想法を実践することで、より深く体の状態に気づくことができる

実行機能の強化

実行機能とは、なにかを最後までやりとげるために必要な機能。マインドフルネスには集中力や注意力が増す効果があることで、実行機能の強化につながる

実行機能について詳しく知りたい方は『発達障害の子どもの実行機能を伸ばす本』（高山恵子監修／講談社）をご覧ください。

マインドフルネスのやり方

マインドフルネスは瞑想法をベースにしています。毎日少しでもおこなうことが理想的です。最初は短時間でもかまわないので、続けることがたいせつです。

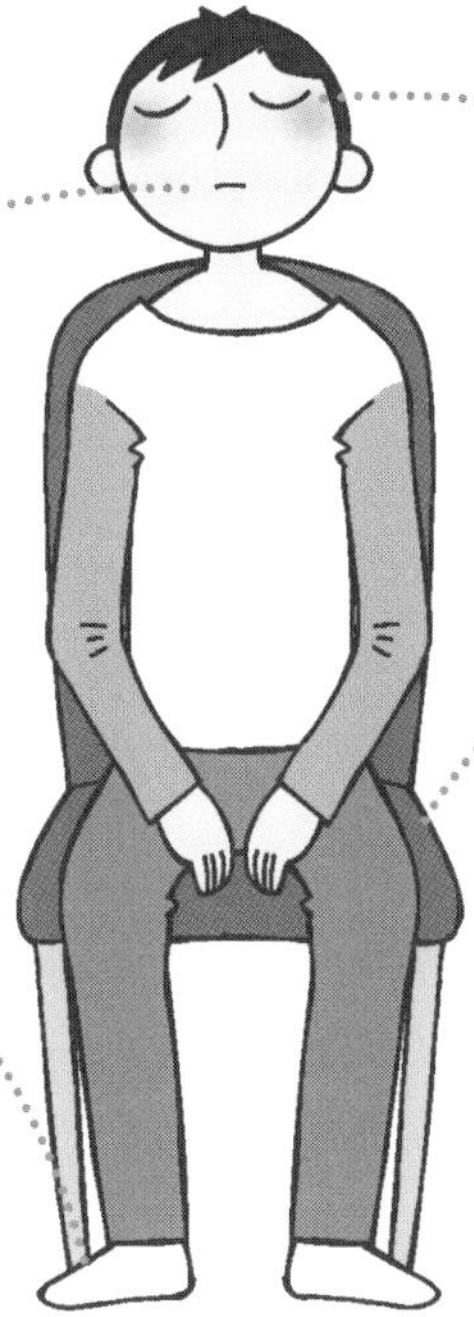

目をとじて
完全にとじてもいいし、半分くらいとじただけでもいい

ゆったりとした呼吸
ゆっくり息を吐き、吸う。そのときの空気の流れや身体の感覚を感じる

楽な姿勢で
いすに座るなど、自分が楽に感じられる姿勢でかまわない

体の感覚に気づく
足の先から頭まで、下から順番に意識していく。冷たさや温かさ、呼吸にともなう動き、心臓の動きなどに気づこう

ポイント
三日坊主でもＯＫ またスタートしよう

安心感を得られる そのほかの方法

安心感を得る方法は、呼吸法やマインドフルネスのほかにもあります。左記は体にアプローチすることでストレスを軽減する方法です。感覚を調整することができ、不安のスイッチが入りにくくなります。

●光を浴びる
睡眠はメラトニンというホルモンが大きくかかわっています。太陽の光を浴びるとメラトニンの原料のセロトニン分泌量が増えるので、睡眠の質が高まり、体の疲労をとることができます。朝はカーテンをあけ、しっかり太陽の光を浴びましょう。

●グリーンエクササイズ
森や林の中を散歩するエクササイズで、森林浴ともいいます。きれいな空気で深呼吸すると、よりリラックスします。植物の香り、静かな環境など、嗅覚、聴覚にもよい効果をもたらします。

自分でつくっているストレスに気づこう

ものごとのとらえ方——認知がかたよっているため、自分でストレスをつくっている場合があります。不安や自責の念でつらいときには、とらえ方を変えるようにしてみましょう。

自分を苦しめているのは自分

失敗にくよくよして自分を責めるのは大きなストレスになります。そもそも、ものごとのとらえ方がかたよっていないでしょうか。ストレスをつくり出しているのは自分、自分を苦しめているのも自分かもしれません。

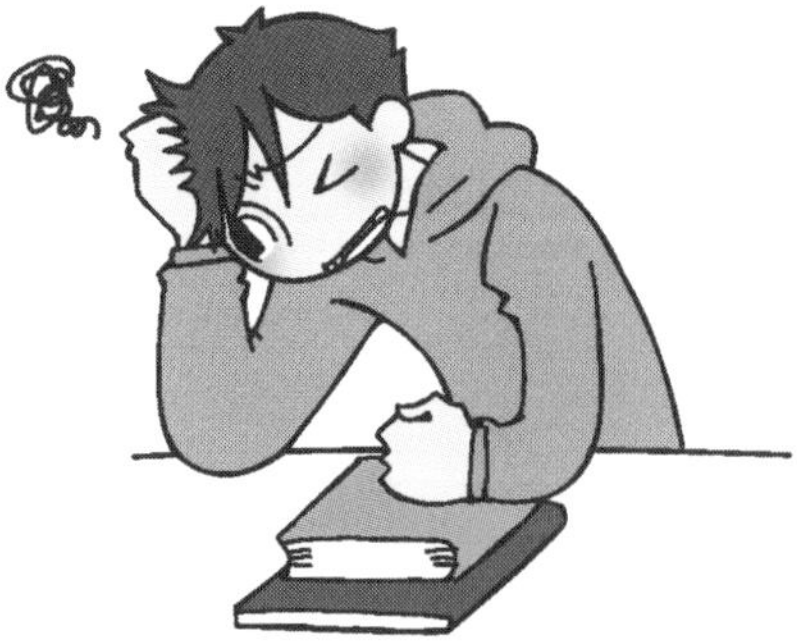

「あのとき、ああすればよかった」などと、過ぎてしまったことにくよくよして、ストレスを生み出している

自責の念がストレスに

失敗して、その責任が自分にあると思い込み、自責の念にかられるのは、大きなストレスです。

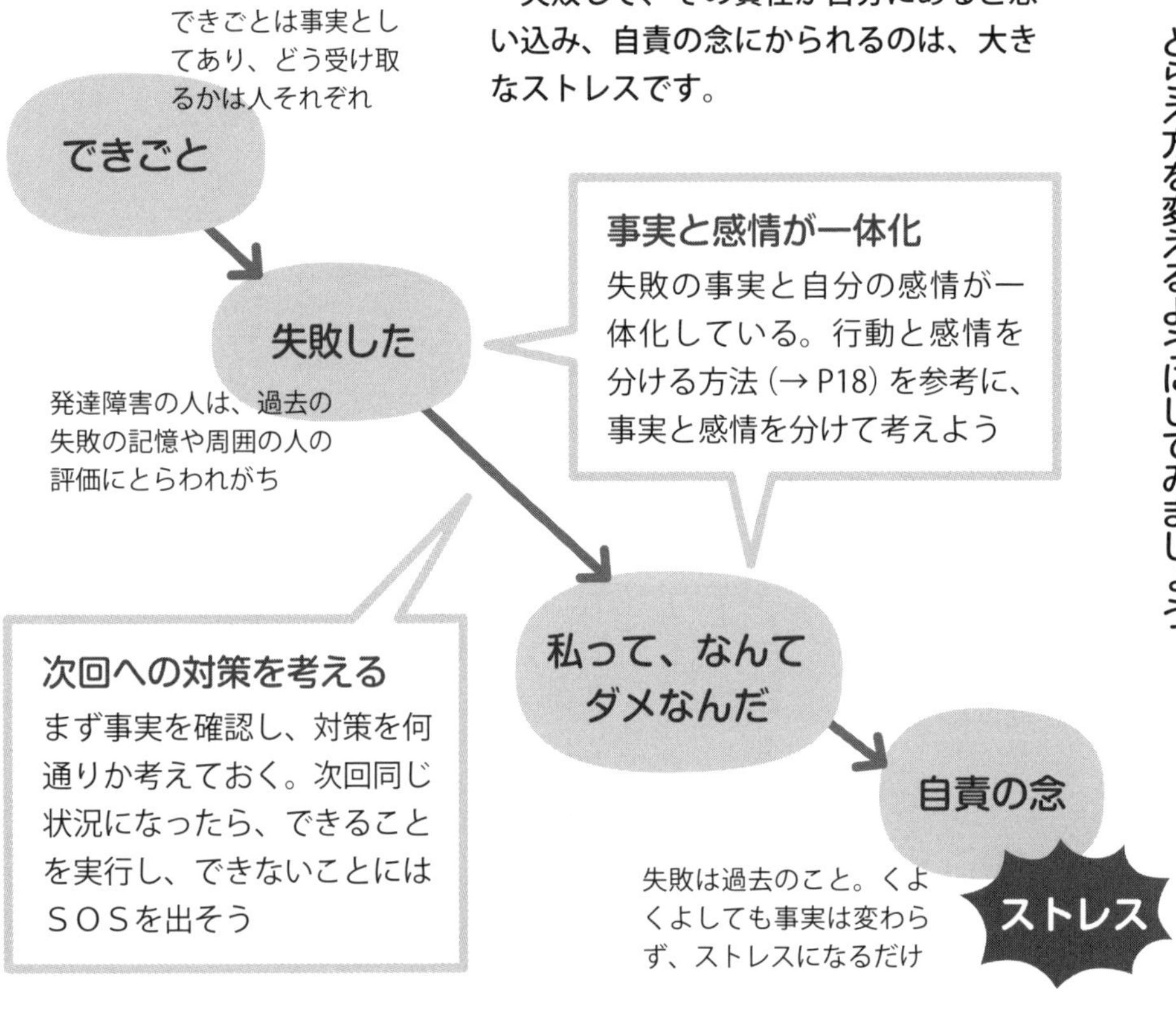

できごとは事実としてあり、どう受け取るかは人それぞれ
できごと
失敗した
発達障害の人は、過去の失敗の記憶や周囲の人の評価にとらわれがち
事実と感情が一体化
失敗の事実と自分の感情が一体化している。行動と感情を分ける方法（→ P18）を参考に、事実と感情を分けて考えよう
私って、なんてダメなんだ
自責の念
ストレス
失敗は過去のこと。くよくよしても事実は変わらず、ストレスになるだけ
次回への対策を考える
まず事実を確認し、対策を何通りか考えておく。次回同じ状況になったら、できることを実行し、できないことにはSOSを出そう

とらえ方を変える

失敗したと自分を責めていたけれど、じつは失敗ではなかったということもあります。とらえ方を変えれば、自分でストレスを生み出さずにすむでしょう。

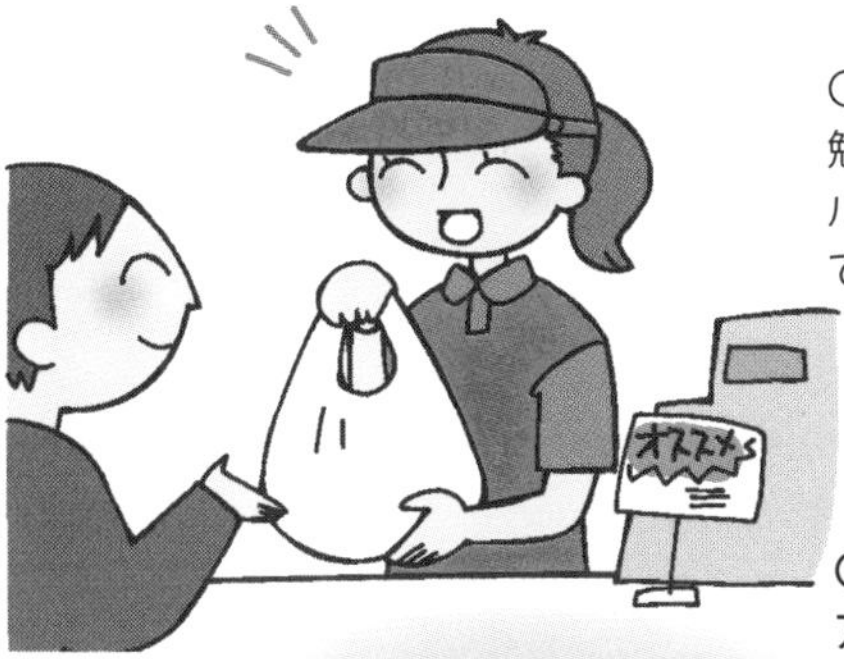

○○高校の生徒として勉強で失敗しても、アルバイトはうまくいっているなら大丈夫

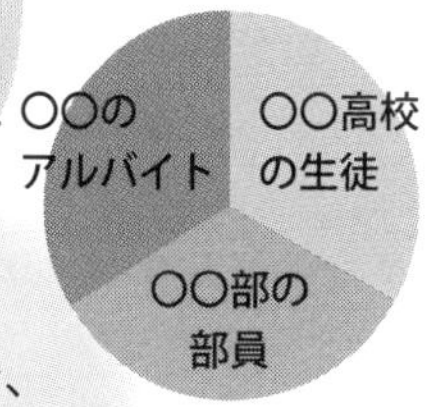

考えても変わらないことは考えない

ネガティブに受け取っているから、くよくよしてしまう。「また考えてる」と気づこう。気づいたら、その考えはストップ

複数のＩＤをもつ

自分がもつ立場や役割を、複数のＩＤをもっているととらえる。ひとつのＩＤで失敗しても、ほかのＩＤがあると思えばいい

過剰適応していたのでは

相手に合わせよう、周囲から浮かないようにしようと無理をしていなかったか。過剰適応はストレスになる

失敗はいつもではない

いつも失敗しているわけではない。うまくできていることもある。今回は誤解やくいちがいがあっただけかもしれない

起こったことはすべて意味がある

日々、生きているといろいろなことが起こります。失敗もするでしょうし、つらい目にあうこともあるでしょう。そこに肯定的な意味をみいだすことが、究極のストレスケアです。例えば、以下のように考えられないでしょうか。

- これも勉強のうち
- 工夫すべき弱点がわかった
- 苦しいときこそ変化のチャンス
- 失敗や挫折があったからこそ、今の自分がある

なぜ？　をどうすれば？　にする

「なぜできなかった？」は過去への視点で、「こんなことをしてしまったんだろう」といった後悔の言葉が続きやすい。「どうすればできる？」という未来への視点に変えよう

「べき」や「完璧」をめざすのをやめる

ADHDの人は「失敗しないよう慎重になるべき」とマイルールを決め、ASDの人は「完璧にしあげる」ことを目標にしがちです。これらも不安を生み出すことがあります。

自分で自分を不安にしている

「○○するべき」「完璧にする」をめざしていないでしょうか。これらはだれにとっても達成が難しいのに、発達障害の人は過去の経験やこだわりの特性から、これらの目標にしばられがち。自分で自分を不安にしています。

不安をつくっている

「べき」「完璧」を目標にして達成しようと強く思い込むのは不安のもとになります。できなければ周囲から批判されるのではないか、自分にがっかりするのではないかと、自分で不安をつくっているからです。

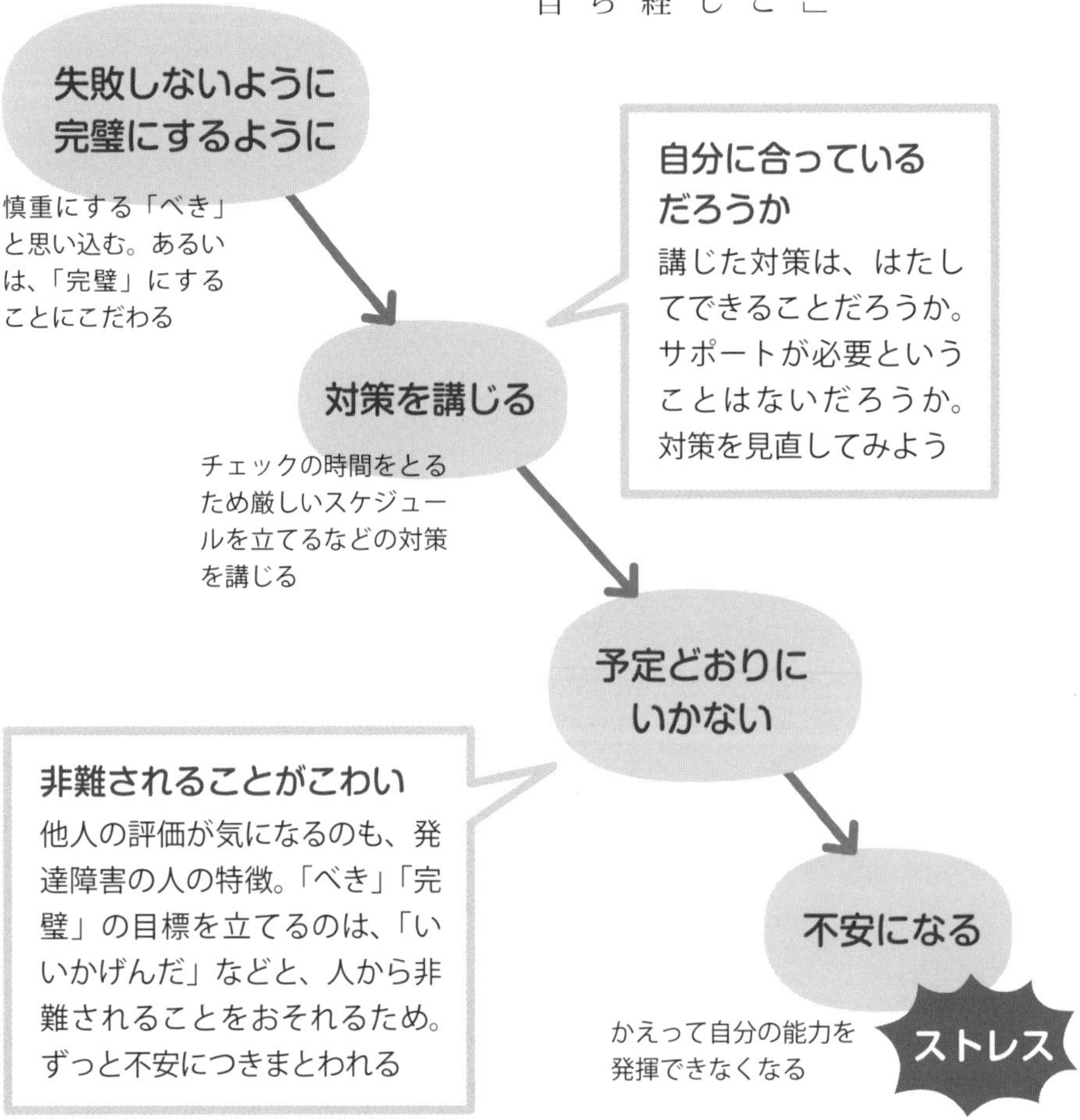
失敗しないように
完璧にするように
慎重にする「べき」と思い込む。あるいは、「完璧」にすることにこだわる
対策を講じる
チェックの時間をとるため厳しいスケジュールを立てるなどの対策を講じる
自分に合っているだろうか
講じた対策は、はたしてできることだろうか。サポートが必要ということはないだろうか。対策を見直してみよう
予定どおりにいかない
非難されることがこわい
他人の評価が気になるのも、発達障害の人の特徴。「べき」「完璧」の目標を立てるのは、「いいかげんだ」などと、人から非難されることをおそれるため。ずっと不安につきまとわれる
不安になる
ストレス
かえって自分の能力を発揮できなくなる

目標はほどほどに

自分をしばり、不安にさせる目標を立てていないでしょうか。自分ができそうな目標を立てましょう。そのほうが達成感を得られ、次のステップに進む力になります。

60点でOK

100点をめざすのはやめよう。99点とれていても「1点足りない」と自分にダメ出しをすることになる。60点でよしとしよう

例外を認める

ひとつ失敗したら全部ダメだと思いがち。どんなにがんばってもできないこともある、と例外を認める

人とくらべない

「あの人にはできるのに、自分にはできない」などと、人とくらべていないだろうか。くらべないで、ちがいを認めよう

言葉を選ぶ

言葉の影響は大きい。「べき」「ぜったい」といった強い言葉を使うことをやめよう。「〇〇したい」など、変更可能な希望の言葉にしよう

目標を見直す

そもそも立てた目標は自分にできることなのだろうか。無理な目標を立て、がんばりすぎてダウンするより、自分の強みをみつけて、伸ばすほうがいい

「正しいことより楽しいこと」を

「べき」や「完璧」にかぎらず、世間的に「正しい」とされることを目標にしていませんか。「やればできる」「簡単にあきらめるな」などを座右の銘にしている人も。

しかし、正しいことでも、だれにでも合うわけではありません。むしろ、正しいことができないと、必要以上に自分を苦しめることになってしまいます。

今後は「正しいことより楽しいこと」を座右の銘にして、楽しくやることを目標にしましょう。

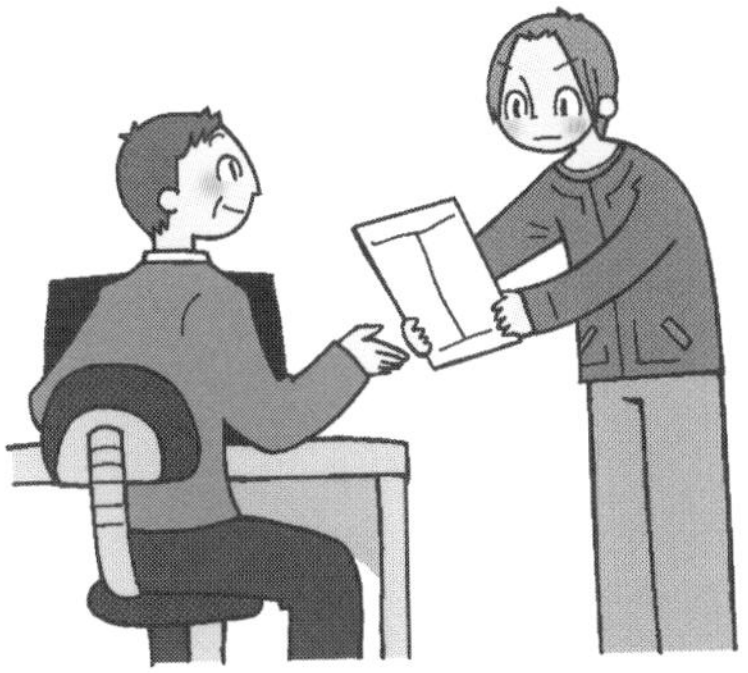

課題を提出。内容は60点だと思ったが、締め切り日は守った

薬を上手に利用して安心感を得る

神経伝達物質の分泌に作用する

人の感情や行動には、脳内で分泌される神経伝達物質が関係しています。神経伝達物質にはドパミン、ノルアドレナリンなど一〇〇種類以上あり、発達障害では、その一部の分泌量に不足があるか、メカニズムがうまくはたらいていないと考えられています。

発達障害に使う薬は、これらの改善が期待されます。根本治療になるわけではありませんが、日常生活に支障をきたす特性を和らげることはできます。

発達障害で現在保険適用を受けている薬は、小児用でＡＤＨＤが四種類、ＡＳＤが二種類です。大人用は左記のとおりです。日常生活に困難があるなら、医師に相談してみるとよいでしょう。

大人のＡＤＨＤに用いる薬

コンサータ

ドパミン、ノルアドレナリンの分泌量を増やす。強い覚醒作用があり、活動的になる。ときに動きすぎる人もいるので、過労に注意。また、食欲不振、不眠の副作用が出ることもある

ストラテラ

ノルアドレナリンの分泌量を増やす。コンサータよりゆっくり効果が現れる。食欲不振、眠気、腹痛などの副作用が起こることもある

インチュニブ

ノルアドレナリンの伝達を強くする。気持ちを穏やかにする。高血圧の治療薬でもあるので、血圧低下、めまいなどの副作用が出ることもある

3 自分をたいせつにする

弱点があっても
失敗することがあっても
自分という人間はただひとりです。
自分をいたわり、
ありのままの自分をたいせつにして、
今の自分も未来の自分も
ハッピーにするコツをつかんで実践しましょう。

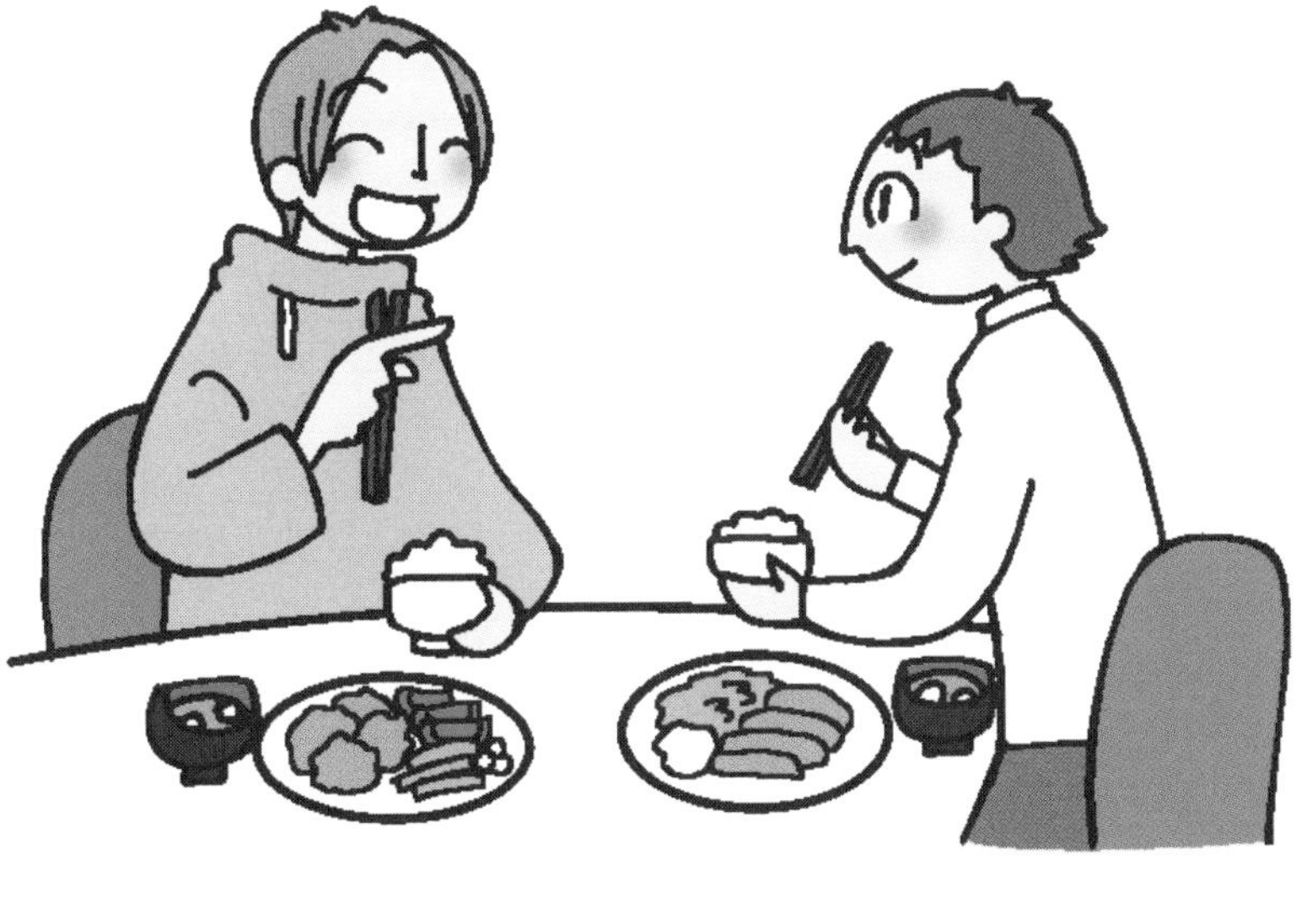

不完全な自分を受け入れると楽になる

自分の強みと弱みがわかったら、弱みも「自分らしさ」と受けとめて、ありのままの自分を認めませんか。不完全な自分でもいいではないですか。もともと人はみな、不完全です。

強みも弱みも極端なだけ

発達障害は発達の障害ではなく発達の凸凹だといわれることがあります。だれでも長所と短所、得意と不得意なことはあります。発達障害のある人は、それが極端なだけなのです。

自分を受け入れる

ほかの人はうまくいっているようにみえても、なにか悩みをかかえているものです。ありのままの自分を受け入れると支援を受けやすくなり、自己実現が可能になるでしょう。

ありのままを受け入れる

OK！

不完全なところがあっても、それが自分というもの。苦手なところを早く受け入れたほうが、幸せになれる

例えば……

ＡＤＨＤの人は「おっちょこちょいな自分」、ＡＳＤの人は「マイペースな自分」を好きになろう

人と比較すると自己肯定感が下がることがある。でも人はみな、かけがえのない存在

支援を受ける

「これができないので助けてください」とＳＯＳを出そう。ＳＯＳを出せる人間になることもたいせつ

自己実現

強みも弱みも含めた自分らしさを生かして、自ら可能性を高め、社会貢献することをめざす

ここが目標

「ふつう」のふりはやめよう

弱みを隠して「ふつう」にみえるようにカモフラージュして、無理をしていませんか。そのままでは心身ともに疲れはててしまいます。まず、ありのままの自分を受容しましょう。

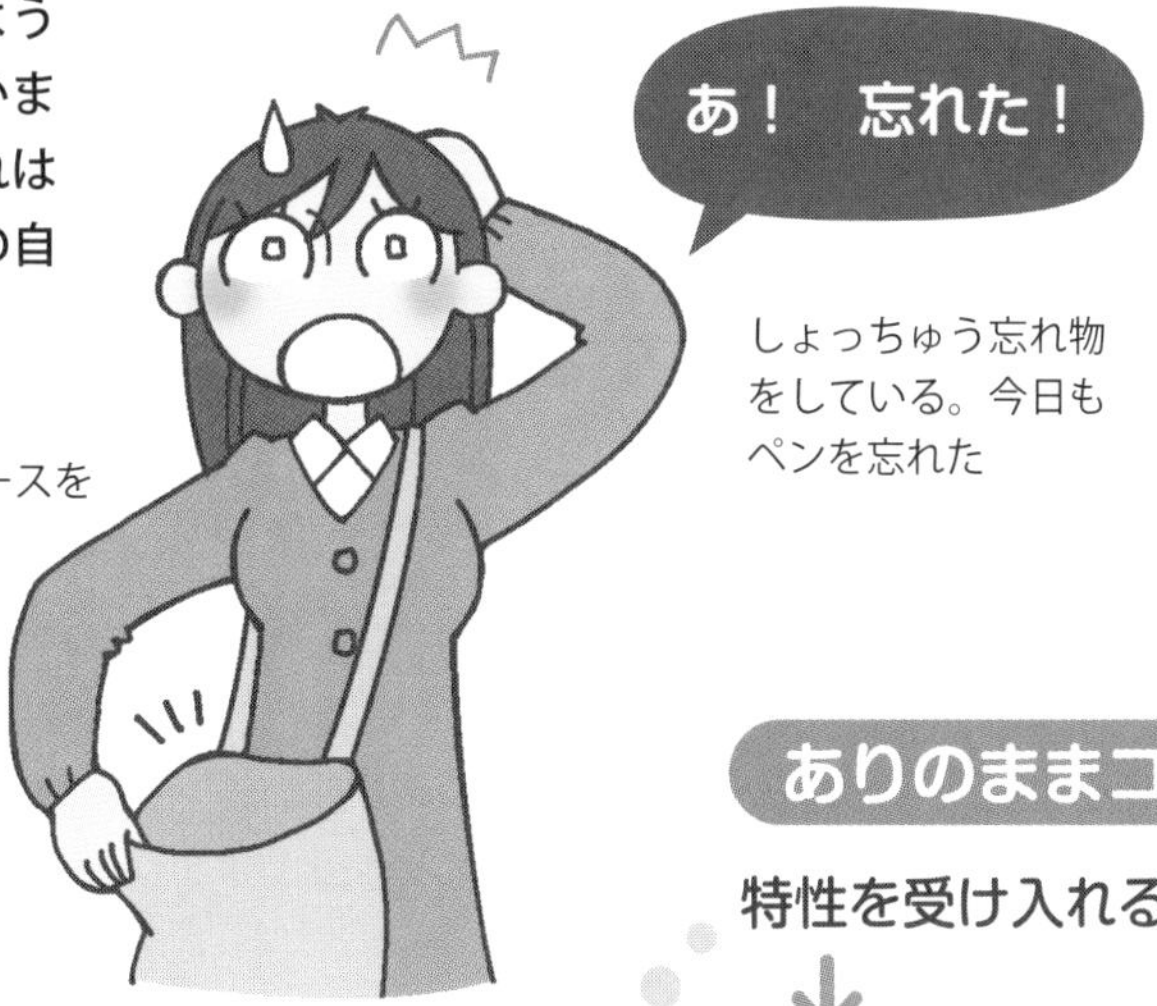

しょっちゅう忘れ物をしている。今日もペンを忘れた

あなたはどちらのコースを進んでいますか？

カモフラージュコース

なにごともないようにふるまう
↓
できるようにみせ、無理をする
↓
疲れ果てる
↓
二次障害へのステップ

人に気づかれないように

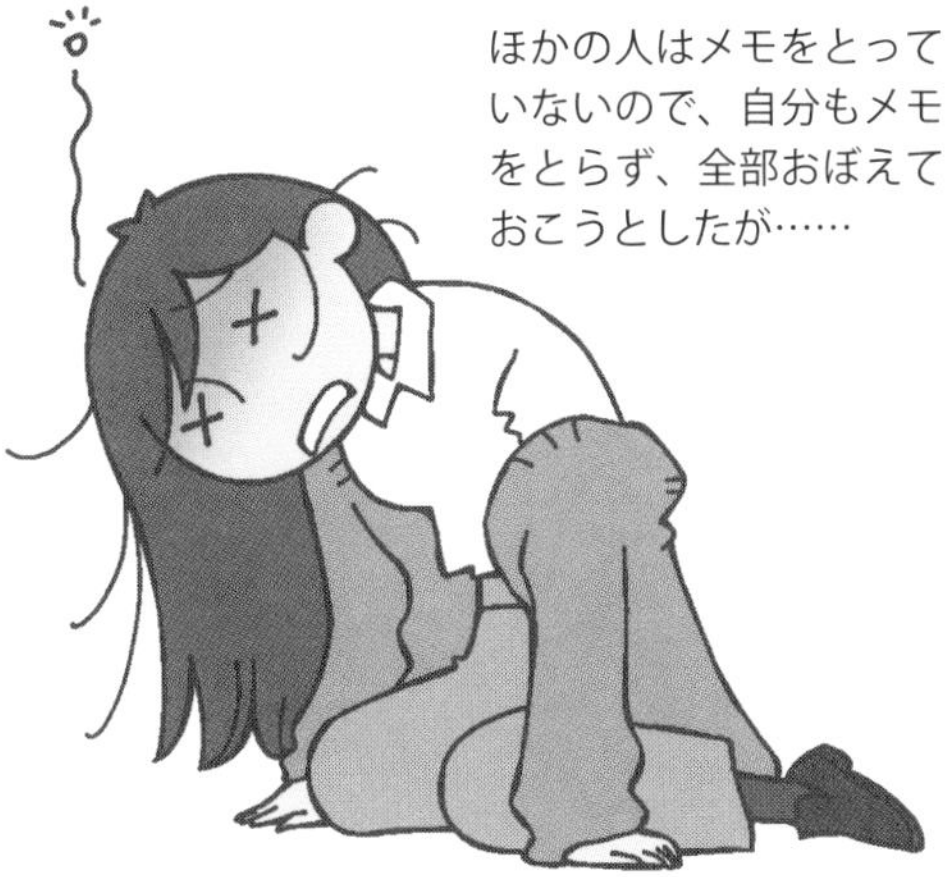

ほかの人はメモをとっていないので、自分もメモをとらず、全部おぼえておこうとしたが……

ありのままコース

特性を受け入れる
↓
人から借りるか、自分に必要な工夫をする
↓
困らずに作業ができる
↓
自己実現へのステップ

私って、こうよね！

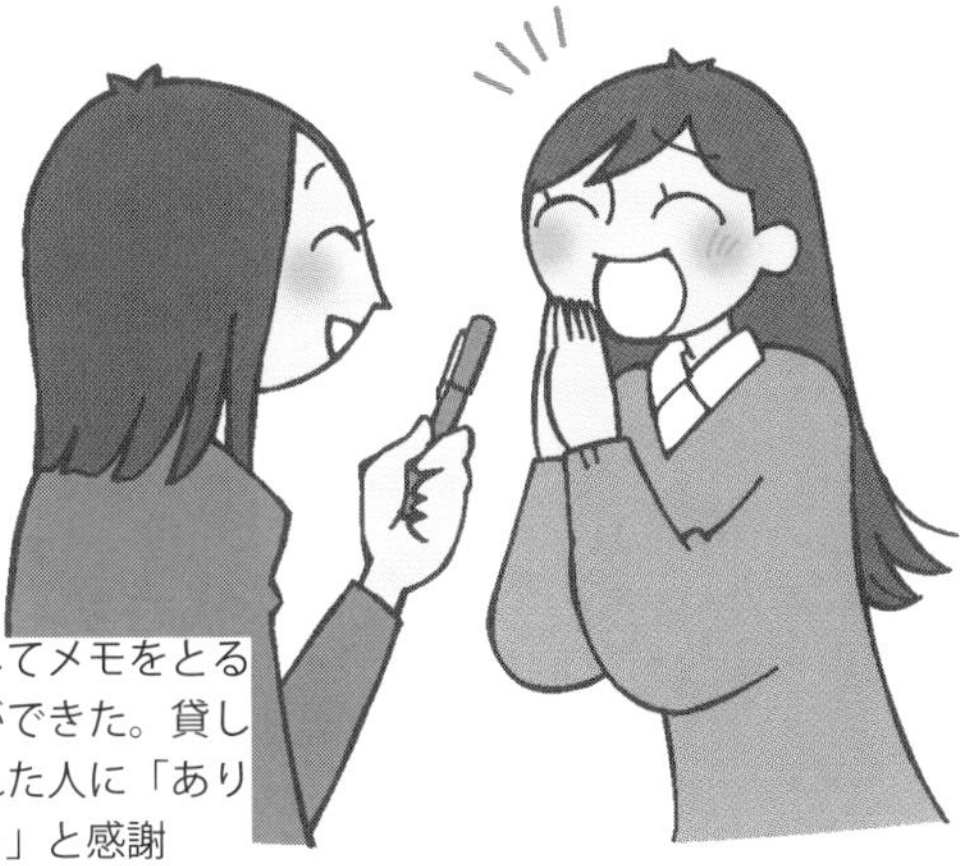

安心してメモをとることができた。貸してくれた人に「ありがとう」と感謝

思いやりを、まず自分自身に向ける

失敗してネガティブな気持ちになったときや、自己肯定感が下がりそうなときには、セルフケアを。自分への慈しみ、思いやりを、セルフコンパッションといいます。

セルフコンパッションの方法

自分を思いやり、慈しむセルフコンパッションには、いろいろな方法があります。合う・合わないがありますから、いろいろためしてみましょう。

セルフトーク

困難な状況になったとき、失敗したときなど、自分にかける言葉をセルフトークといいます。過去に人から言われた言葉が記憶に残っていて、ふと出てくるのです。セルフトークをポジティブにすれば、思考もポジティブになります。

例えば

- がんばっているね
- 大丈夫、大丈夫
- なんとかなるよ
- よくやったよ
- 私ってすごい

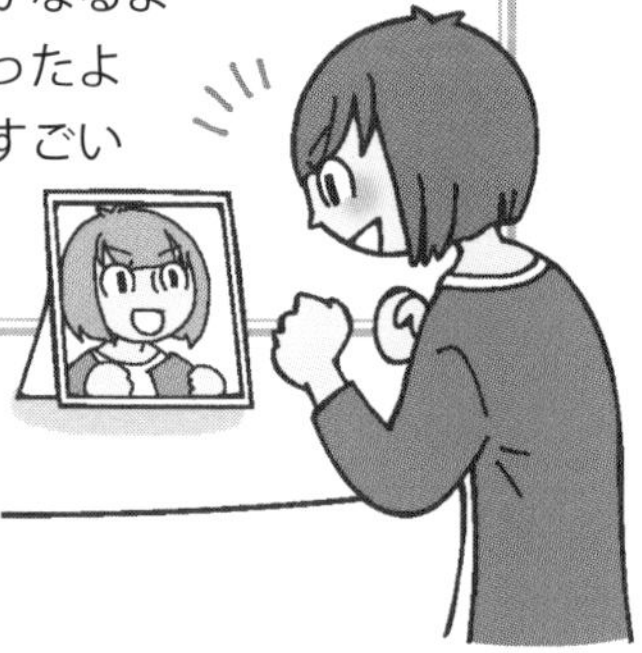

鏡の中の自分に声をかけると、耳からも入ってきて、効果が高まる

書き出す

5分、15分など時間を決めて、その間に頭に浮かんだことをノートに書いていきます。ジャーナリングという方法で、書く瞑想ともいわれます。書いたら読み直してみると、悲観的すぎる、などと気づくことができます。ストレスケアのひとつとしても役立ちます。

ポイント

- 紙に書く
- 書くことに集中する
- きれいに書かなくていい
- 判断や評価をせずに頭に浮かんでいることを書く

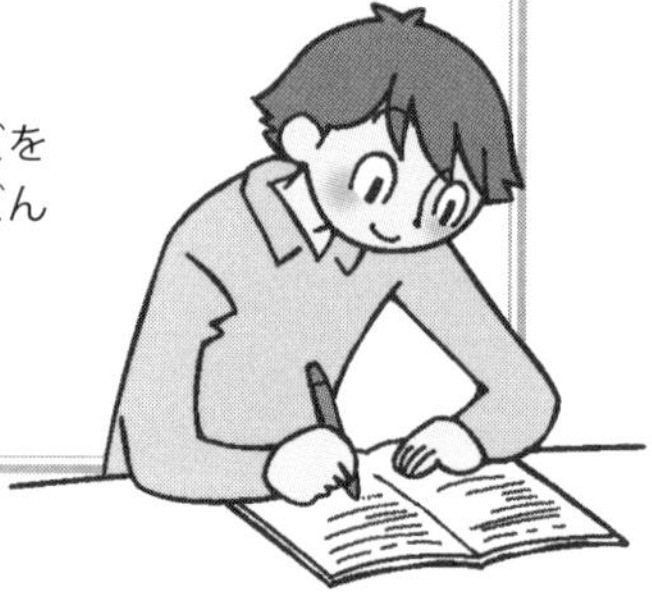

字のまちがいなどを気にせず、どんどん書いていこう

リフレーミング

ものごとをとらえている枠組み（フレーム）を変えて、ものの見方を変えることをリフレーミングといいます。視点を変えて相手の立場に立って見てみたり、言葉を変えてみたりしてリフレーミングすることで、ネガティブな状況をポジティブに変えることができます。

例えば

「メールの返事が来ないのは、私が嫌われているせいだ」
→「今は忙しくてメール着信に気づいていないのだろう」

「～しか」を「～も」に変える

「あと半分しかない」→「あと半分もある」

「～よりいい」でとらえ直す

「ほとんどダメだ」→「全滅するよりいい」

言葉の貯金

人から言われてうれしかった言葉や、本で読んで励まされた言葉などを書きためておきます。手帳に書いておけば、ネガティブな気持ちになったときに取り出してすぐに見ることができます。

例えば

・あなたのおかげです
・いつもありがとう！
・たいへん助かりました
・さすがですね
・こんなにうまくいったことはありません

いつも持ち歩くものに書いておこう
メールを保存してもいい

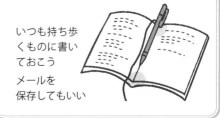

ブレスレットをつけかえてみる

いつも片手にブレスレットをつけておき、ネガティブな気持ちになったとき、もう片方の手につけかえます。これだけでストレスが軽減されて自尊心が向上するという研究があります。

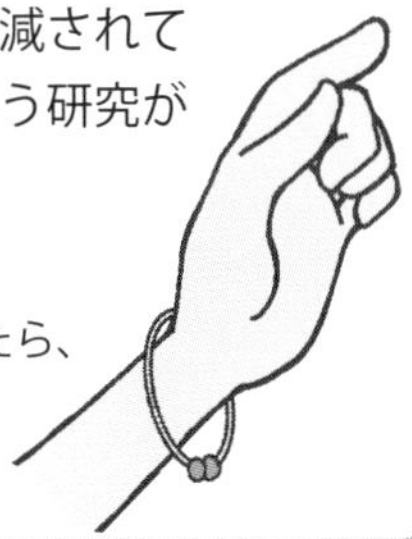
気持ちが落ち着いたら、もとに戻す

困難な状況の人にどう言うか考えて

弱点のある自分、失敗して落ち込んでいる自分をあるがままに受け入れるのは、そう簡単なことではありません。

では、たいせつな人が同じような状況にいたら、どのような声をかけるでしょうか。その言葉や態度を考えて、それを自分に向けてみましょう。自分を思いやり、慈しむことができるでしょう。

感情に対処して今の自分を幸せに

ネガティブな気持ちを制御することで、トラブルを回避しましょう。特に怒りは爆発させないことが重要です。コントロールすることで、今の自分をハッピーにできます。

ネガティブな感情が存在と一体化

「私はダメな人間」と落ち込むのは、ダメなことをして悲しいという感情と、私という存在が一体化しています。存在と感情を分けましょう。これは他人をまきこまずに「自己完結」できることです。

今、ストレスがいっぱいだけれど、コントロールすれば、今、気持ちが楽になります。

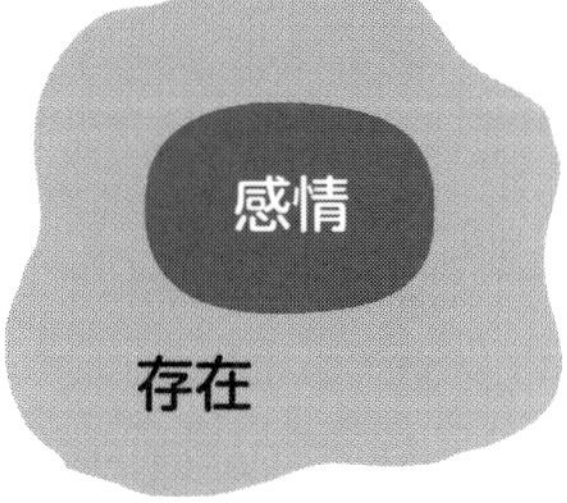

私はダメな人間というとき、「ダメで悲しい」と「私」が一体化

感情と存在を分ける

感情は自然とわくものです。感情に一体化してふりまわされないようにしましょう。感情と自分の存在を分け、感情にうまく対処することがたいせつです。

失敗やトラブル → 存在

私は私でＯＫ

失敗やトラブル ↓ 感情

↓ 対処する

- 人に話す
- 書く
- 泣く
- その場から離れる

↓ 安定する

今の自分がハッピーに

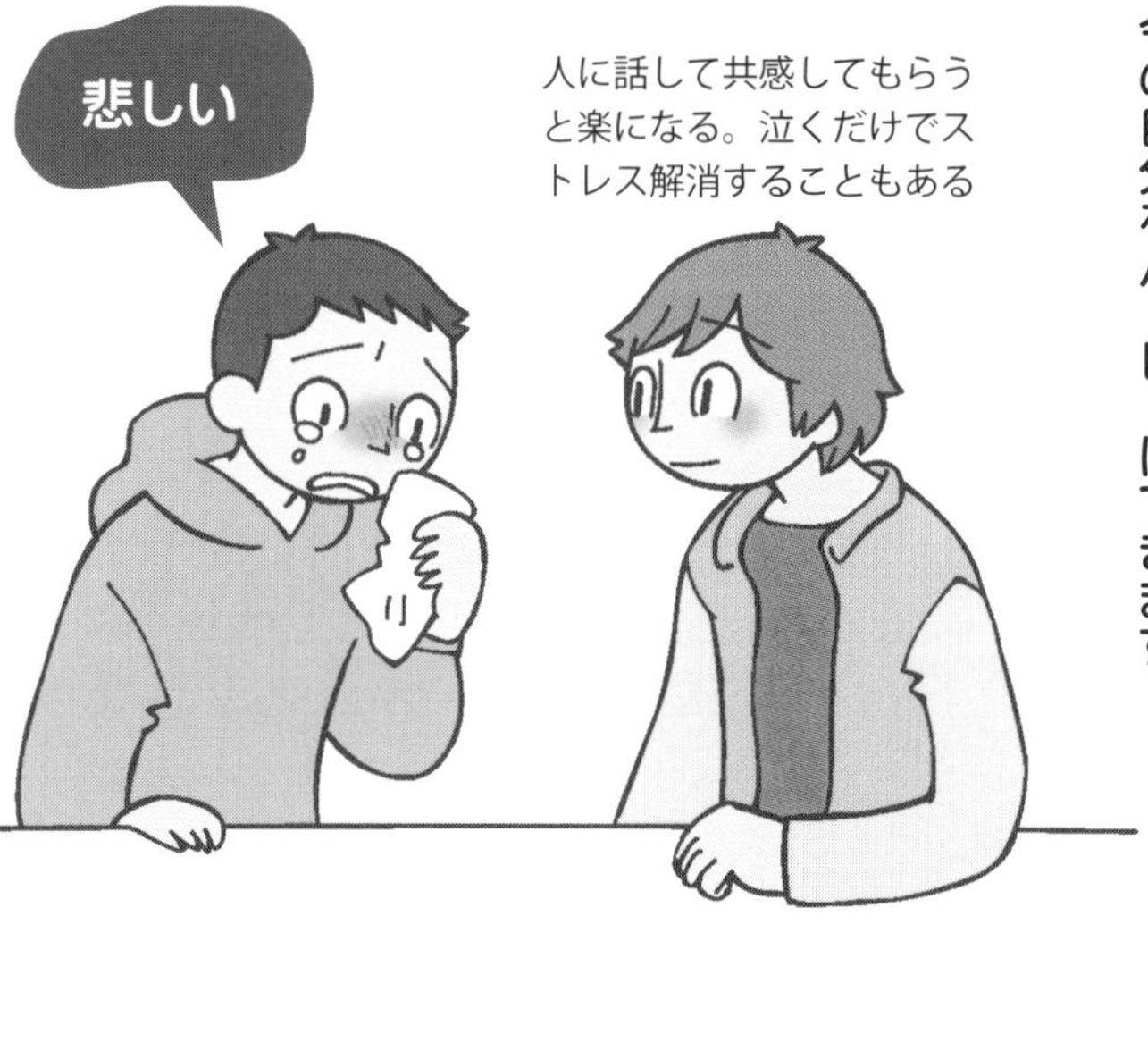

人に話して共感してもらうと楽になる。泣くだけでストレス解消することもある

怒りをコントロール

　ネガティブな感情のなかでも怒りは要注意。爆発させると、トラブルのもとになります。怒りがわくのは自然なことで、それじたいを否定することはありません。怒りがわく前の感情に注目して、その段階で対処すれば爆発を防ぐことができます。

できごと → 怒りのタネ → 怒り → 爆発

第１の感情をみつける

ねたみ　うらみ　不安　期待　悲しみ

怒りのもとになる感情がわいているはず。それを第１の感情としてみつけ、処理しよう（→ P52）

第１の感情と怒りが一体化している

ねたみから怒りがわいてくるなど、第１の感情と怒りが一体化して、区別がつかなくなる

怒りがわいてきた

怒りがわくのがとめられなかったら、応急処置としてクールダウンに努める

クールダウンの方法

- 「1、2、3……」と６秒かぞえる
- 水をのむ
- 水で顔を洗う
- 深呼吸をする
- その場を離れる
- 気持ちをしずめるセルフトークを言う
- うれしかったことなどよいイメージで心を満たす

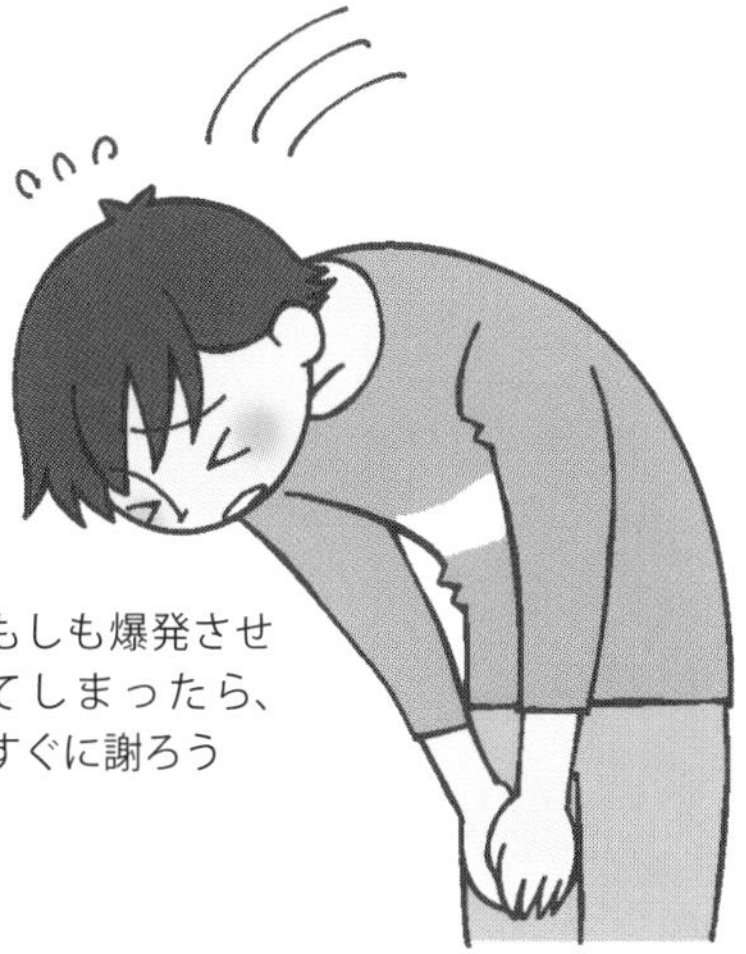

もしも爆発させてしまったら、すぐに謝ろう

怒りのコントロールについて詳しく知りたい方は『ＡＤＨＤの人のためのアンガーマネジメント』（高山恵子監修／講談社）をご覧ください。

折り合いをつけて未来の自分を幸せに

感情をコントロールして対処することは、今の自分と未来の自分をハッピーにします。相手と折り合いをつけるのは、今は少しアンハッピーになるけれど、未来の自分をハッピーにします。

折り合いをつけるのはがまんすること

折り合いをつけるとは、相手と互いに歩み寄ることです。ときには、自分の気持ちと折り合いをつけることもあります。「やりたいけれどもうやめよう」など、折り合いをつけるとき、今の自分にはストレスがかかりますが、未来の幸せにつながります。

がまん
＝ アンハッピー

↓

よい結果
＝ ハッピー

相手のまちがいを正したいと思っても……

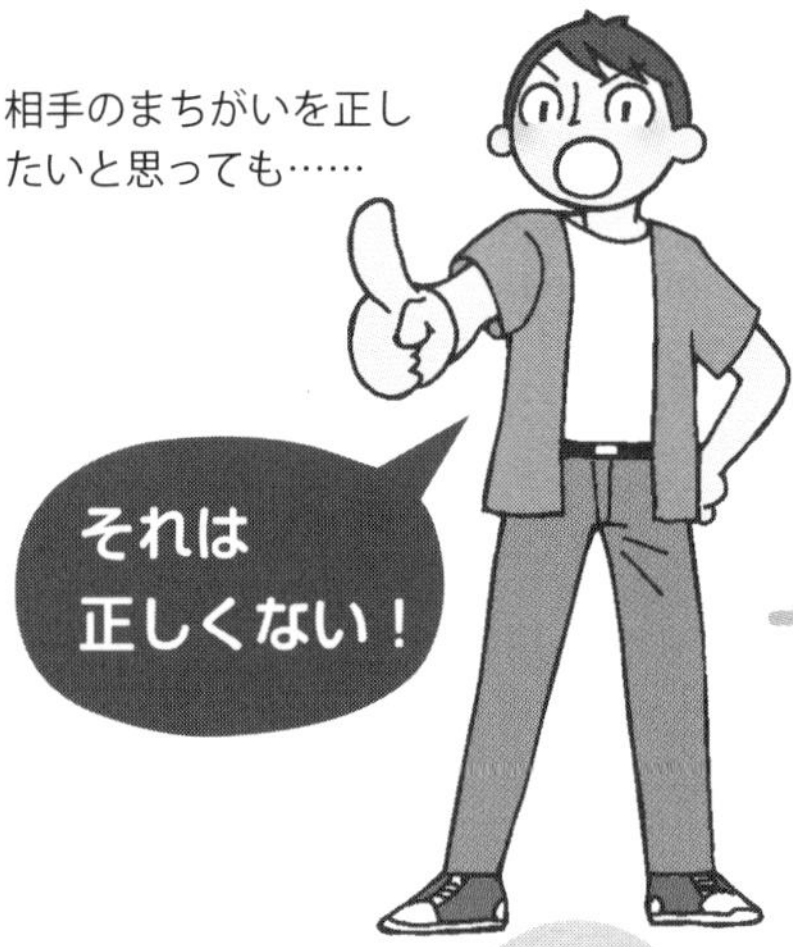

今は少しがまん

折り合いをつけるとは互いに歩み寄ることです。自分も少しがまんして譲歩することが必要な場合もあります。

考えてみよう

- 自分のこだわりでは？
- 相手になにか事情がある？
- 相手を怒らせてトラブルになる
- それを言う役割は？自分？

↓

言わないでがまん

↓

トラブルを避けられる

↓

未来の自分がハッピーに

ぐっとがまん

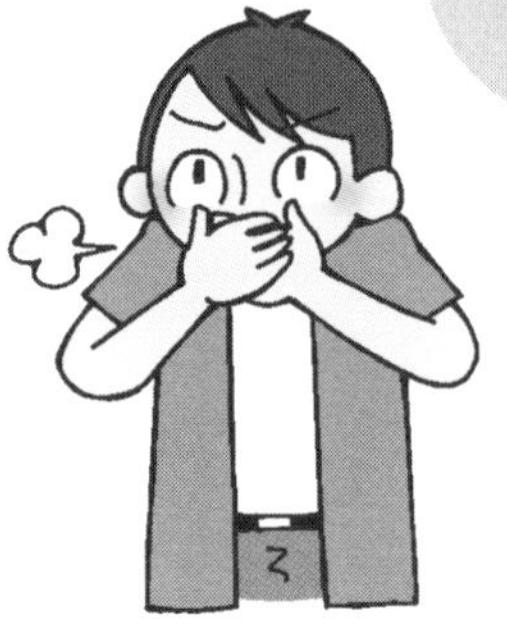

折り合うべき状況

どのような状況なら折り合わないといけないのか、わからないこともあるでしょう。例えば、下記のような状況は、今のがまんが必要です。

相手と折り合う

- 自分のやりたいことを「やってはいけない」と言われた
- 自分はやりたくないことを「やりなさい」と言われた
- 自分が期待するようなことを相手がやってくれない
- 自分がいやだと思うことを相手がやる
- 決められたことだけど、やる意義が感じられない

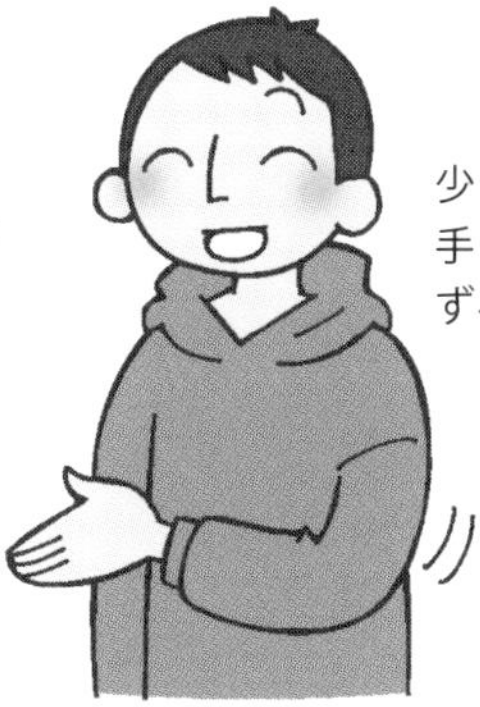

少しがまんして、相手に「どうぞ」とゆずる気持ちが必要

自分と折り合う

- やりたくないことばかりだけれど、どれかを選ぶ
- やりたいことがあるので、今やりたくないことをがんばってやる
- やりたいけれど、時間がないので切り上げる
- やりたいけれど、体調を崩すのでやめる

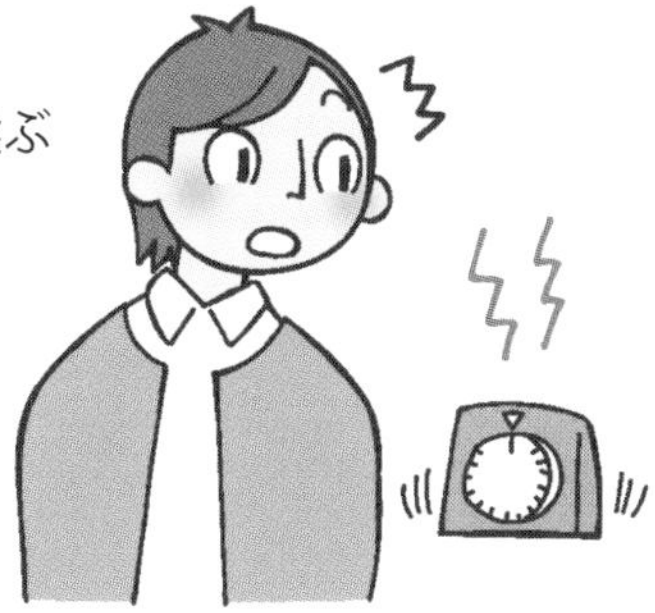

ゲームはタイマーをセットして、時間がきたらやめる

ADHDの人は

衝動性があり、思いついたことをすぐに言いたくなるかもしれません。ですが、がまんするほうがうまくいくこともあります。怒りのクールダウン（→ P57）は、衝動性を抑えることにも役立ちます。

ASDの人は

自分のやり方にこだわりがあり、そのとおりにやりたいのでしょう。ですが、それではあとで自分が困るか損をするかもしれません。今がまんすればあとで自分が得をするという因果関係を考えるとよいでしょう。

相手や世の中は自分の思いどおりにいかないもの

折り合いをつけるとき、上記の言葉をセルフトークにして自分を励まそう

記憶のネガティブバイアスを修正する

ものごとのとらえ方にかたよりがあることを「バイアスがかかっている」ともいいます。発達障害の人は、ものごとをネガティブにとらえて記憶している傾向があります。

ネガティブな記憶にとりこまれないように

ネガティブな記憶にとりこまれてつらくなっていませんか。ネガティブな記憶をポジティブな記憶に変える「ポジティブチェンジ」をしましょう。ポジティブな経験を蓄積していけば、ネガティブな記憶にとってかわるようになります。下記のＨＥＡＬという方法をおこなってみるとよいでしょう。

とらえ方のバイアスとは

ものごとのとらえ方にかたよりがあることを「認知バイアス」という。だれでも多少はバイアスがかかり、楽観的すぎるポジティブバイアスもある

ＨＥＡＬのやり方

よい経験を蓄積して、ネガティブな思考を変えていきましょう。アメリカの神経心理学者リック・ハンソンが考案した方法を紹介します。４つのステップの頭文字をとって、ＨＥＡＬといいます＊。

ステップ 1 体験する Have a positive experience

ポジティブな体験をしてみます。そのとき、ポジティブな感情を十分に感じましょう。ポジティブな体験とはお祭り騒ぎのようなことではなく、ほとんどは穏やかなものです。深呼吸したときのホッとする感じも十分ポジティブです。

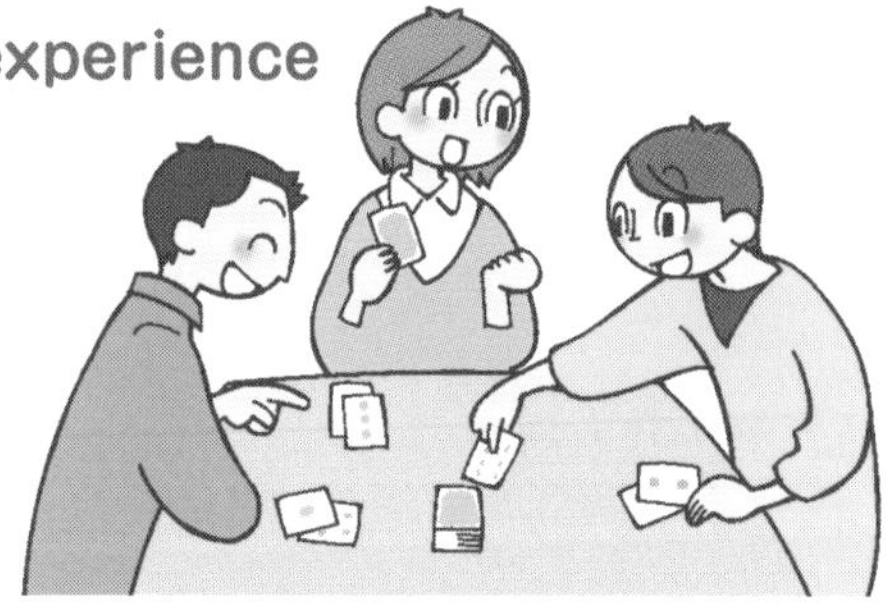

友だちと談笑しながらトランプをする。そのとき、ポジティブな感情を十分感じる

ステップ 2 強化する Enrich it

ポジティブな感情をできるだけ長く味わいます。少なくとも５秒から 10 秒は味わいつづけます。それが自分にとってどのように役立つかなどを考えたりするとよいでしょう。

楽しい

うれしい

くつろいだ

安心した

＊リック・ハンソン著 浅田仁子訳『幸せになれる脳をつくる「ポジティブ」を取り込む４ステップの習慣』（実務教育出版）

ステップ3

吸収する Absorb it

　その体験が自分の中に入り込んでくるように、しっかり吸収します。例えば、ポジティブな体験が静かな雨のように自分の中に浸透していくとイメージするのもよいでしょう。

ステップ4

つなぐ Link

　ポジティブとネガティブの両方を意識し、それらをつなぎます。例えば、「変な声」と言われたネガティブな思い出がある場合、「落ち着いている声」とほめられたポジティブな体験を強くイメージしつつ、ネガティブな思い出とつなぐ（上書きする）のです。

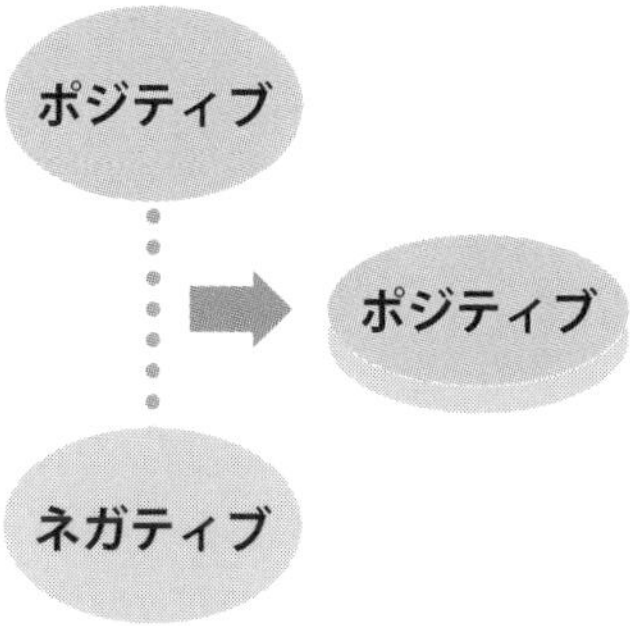
ポジティブ
ネガティブ
ポジティブ

　それが難しい場合、まず中立的な事実に戻し、これを意識します。つまり、「変な声」ではなく、単に「声が低いだけ」という事実に戻り、そのことを意識しつづけることで、ネガティブな思い出を薄めていくのです。

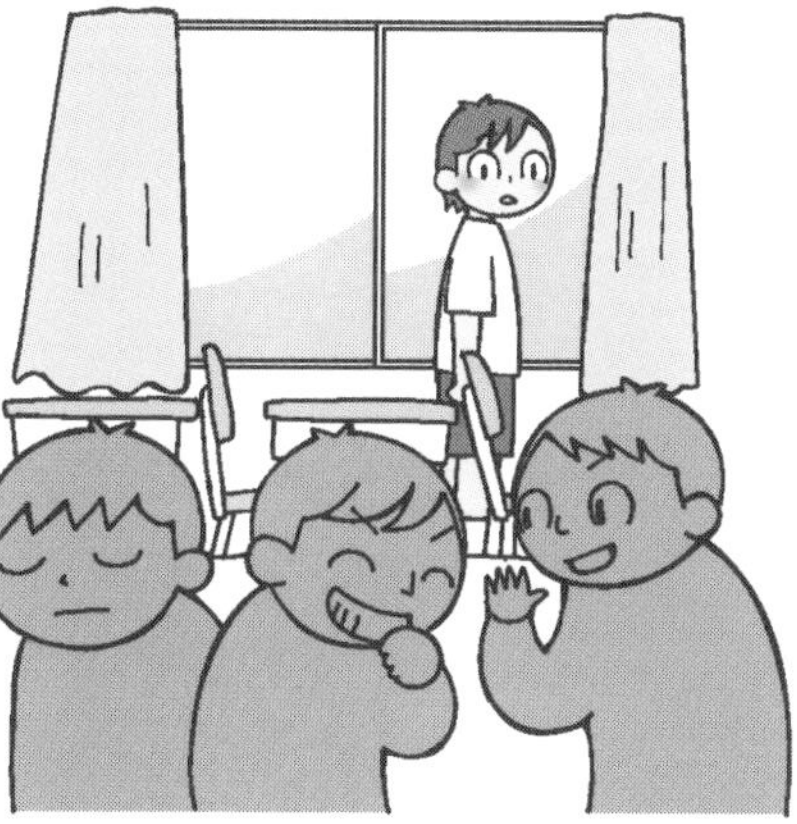

小さいころ、仲間はずれにされ、孤独だった。その記憶と、友だちと談笑したポジティブな体験をつなぐ

▼

次になんらかの機会に孤独感を感じることがあっても……

▼

ポジティブな体験と感情がついてくるので、苦しくならない

ポジティブ
中立的な事実
ネガティブ

人類にうえつけられた記憶のしかた

　人類は進化の過程で、ネガティブバイアスがかかるような思考になっています。

　自分たちをおそう動物のすみか、行動範囲など、危険なものや状況を記憶しておかないと、命をおとすことになるからです。常に最悪の状況を考え、それを避けるような思考になったからこそ、生き延びることができたわけです。

　しかし、現代では強いネガティブバイアスは、ストレスのもとになってしまいます。いきすぎたネガティブバイアスは調整するほうがよいでしょう。

自分を理解してくれる人とつながる

人とのつながりが感じられるとき、心から安心できるものです。特に、信頼している人とのつながりを感じることは、ストレスを解消させ、自分をたいせつにしようという気持ちのもとになります。

つながりを感じる

過去や現在の生活のなかで、自分を理解してくれ、安心できる人はだれでしょうか。その人の、声、行動などを思い浮かべます。そのとき、どのような感情が生まれたかを感じます。だれも思い浮かばない場合は、想像上の人物でもいいでしょう。

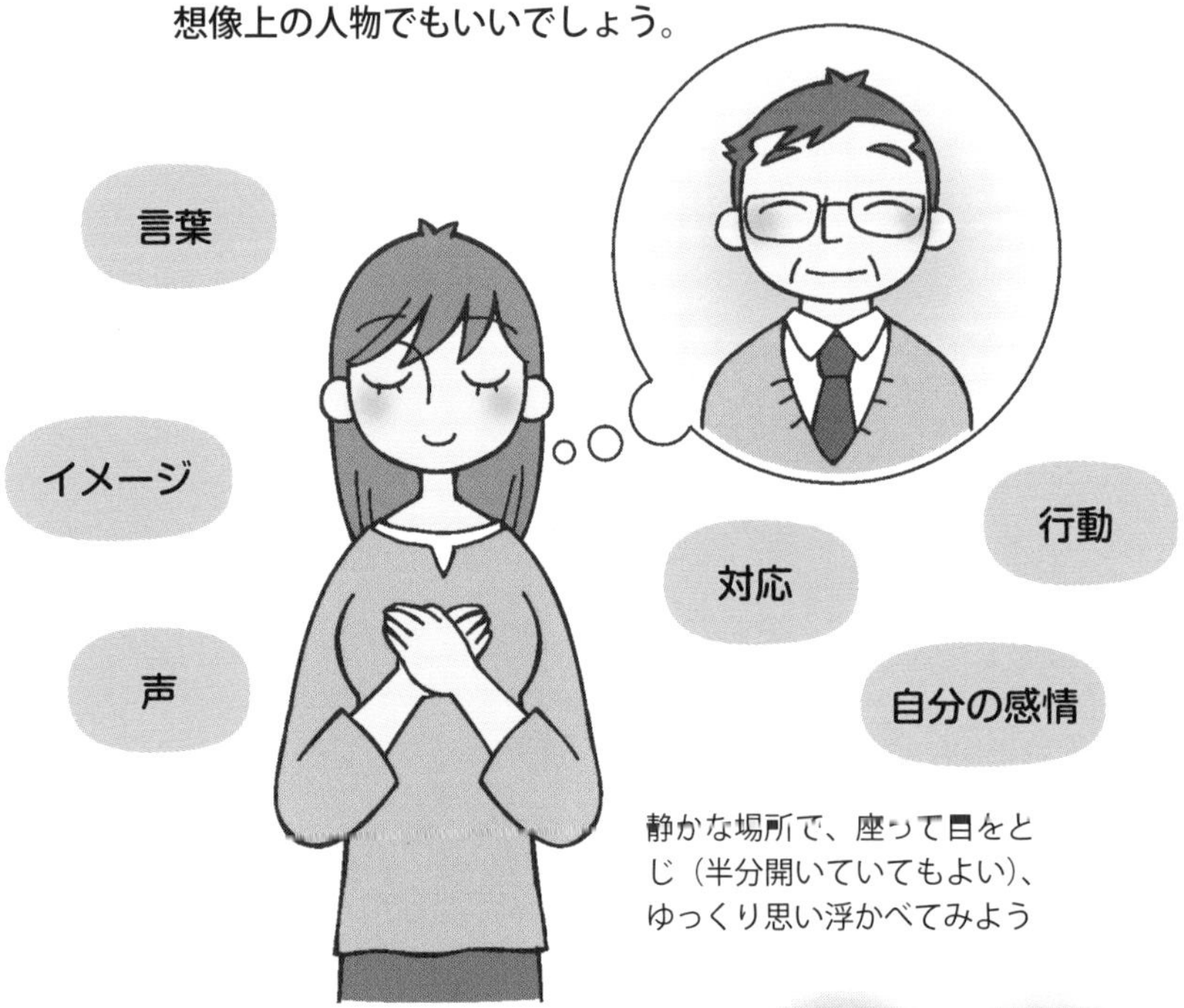
言葉
イメージ
声
対応
行動
自分の感情

静かな場所で、座って目をとじ（半分開いていてもよい）、ゆっくり思い浮かべてみよう

ネガティブな記憶と結びついて避けていることも

過去にトラブルがあって、そのトラブルにかかわっていた人を、避けていることがあります。トラブルと人を一体化させているからです。P18の応用で、できごととその人の存在を分けてとらえてみましょう。その人を避けなくていいかもしれません。

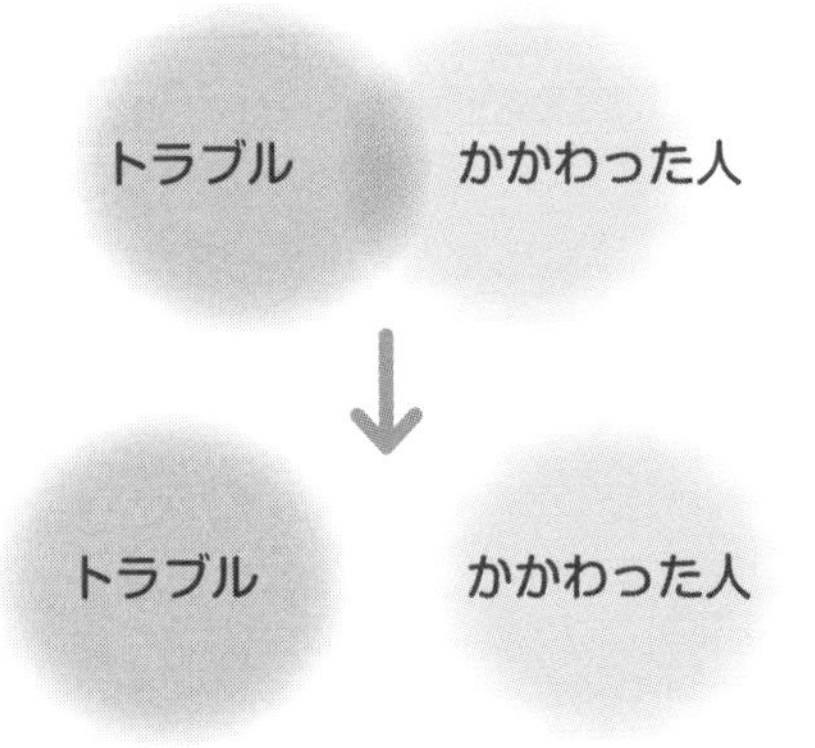
トラブル
かかわった人
トラブル
かかわった人

トラブルと人を分けて考える

安心できる人は？

社会生活を営むうえで、信頼できる人とのつながりは、ぜひつくっておきたいものです。発達障害の人にとって難しい課題のひとつかもしれませんが、安心できる人は、１人でもいいのです。

親？

相性がいいとはかぎらない

たとえ親子でも相性がわるく、つながりの回路が育っていないこともあります。親以外の人とのつながりを感じるのでも、まったくかまいません。

支援者？

親抜きで

これまでつながりがある支援者なら、今後は親抜きでつながれると理想的です。

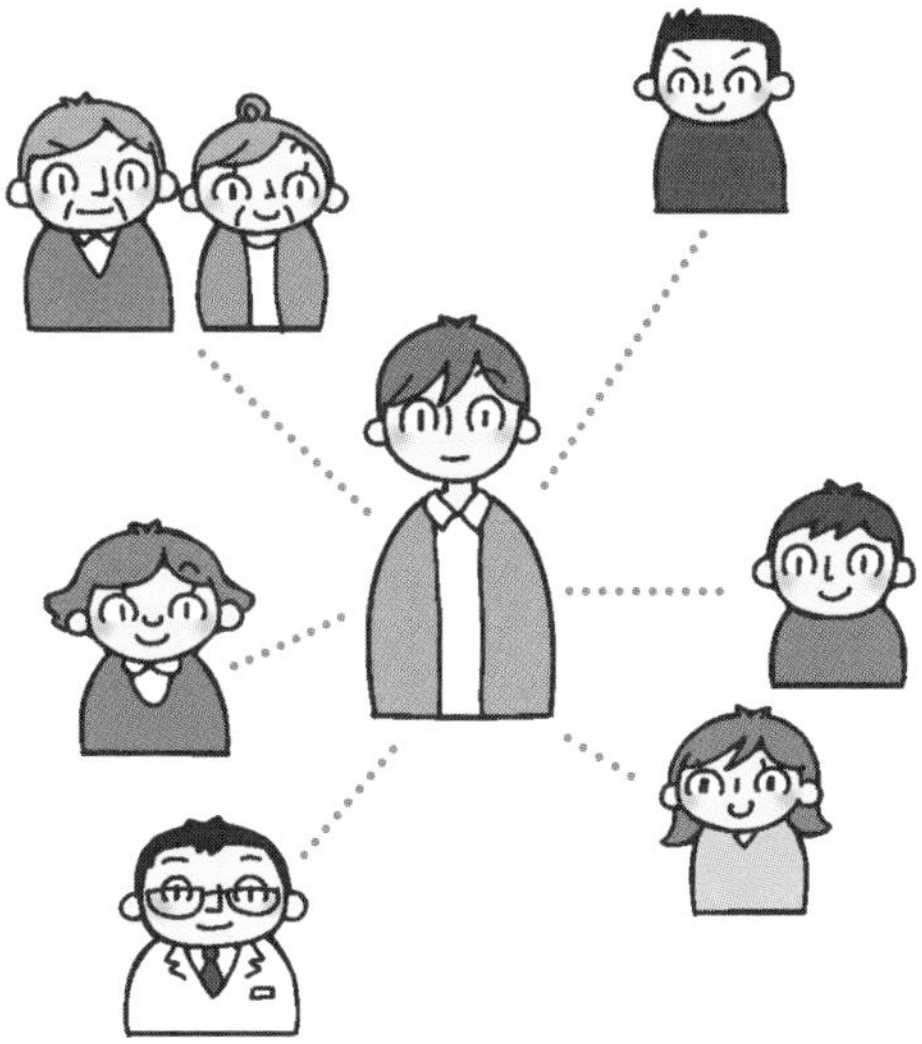

人とのつながりには、相性もおおいに関係している

友だち？

100 人いなくていい

友だちはたくさんいなくていい、１人でもいいのです。

兄弟姉妹？

よい支援者になることも

小さいときからずっとみてきているので、自分を理解してくれる力強い存在になりえます。

その人がいることで安心できる

自分を理解してくれていて、自分もその人を信頼でき、安心できる人はだれか、思い出してみましょう。その人とのつながりを感じることで、心は穏やかになってくるでしょう。

また、つながりのある自分もかけがえのない存在に感じられて、自分をたいせつにしようという気持ちになれるでしょう。

友だちをつくるにはどうしたらいいか

「自分から積極的に話しかけよう」などと言うと、ＡＳＤの人は具合が悪くなってしまうかも。

同じ趣味の仲間なら自然に話せるでしょう。自分と似た人が友だちになりやすいので、当事者の会に参加するのもよい方法です。

人と遊ぶ・笑う・楽しむ体験をしよう

勉強をすることは大事ですが、それ以上に大事なのは、人とつながる楽しい体験をすることです。ＨＥＡＬでもポジティブな体験を推奨しているように、楽しむ体験は、人生の力になります。

楽しければ「遊び」

子どものころの遊びとはちがいますが、成長しても遊ぶことはたいせつです。子どもでもないのに、なにをして遊ぶのかと思うでしょうか。型にはめて考えず、楽しければすべて「遊び」だと思いましょう。

子どものころから

遊んで笑うことは、ストレスを減らし、心を活性化させる重要な体験です。子どものころに十分、遊んできたでしょうか。もし、足りないと思ったら、今からでも間に合います。

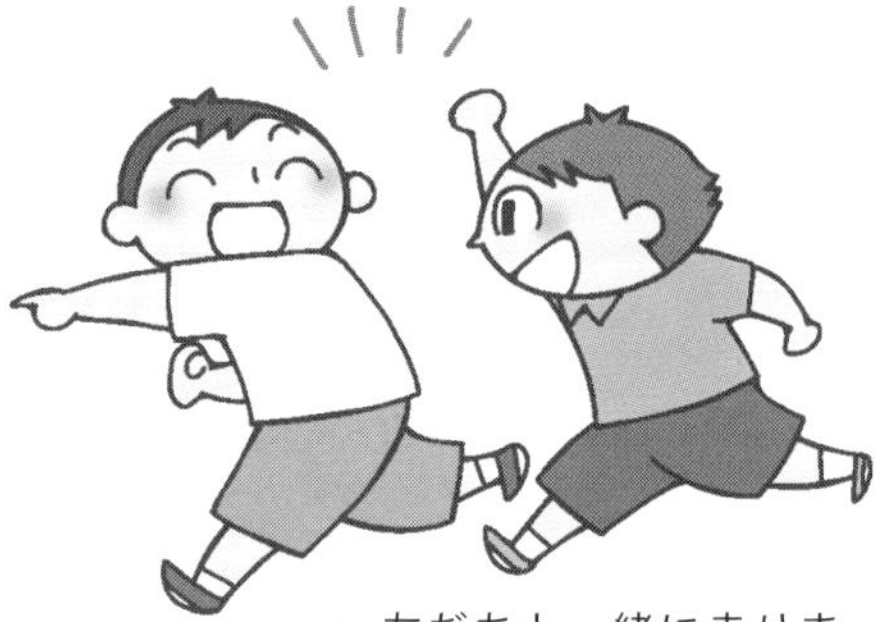

友だちと一緒に走りまわって遊んだことも楽しい体験

成長しても

友だちと一緒に楽しい体験ができるなら、それは「遊び」です。人によって楽しいと感じることはちがいますから、無理をせず、自分が楽しめることをやりましょう。

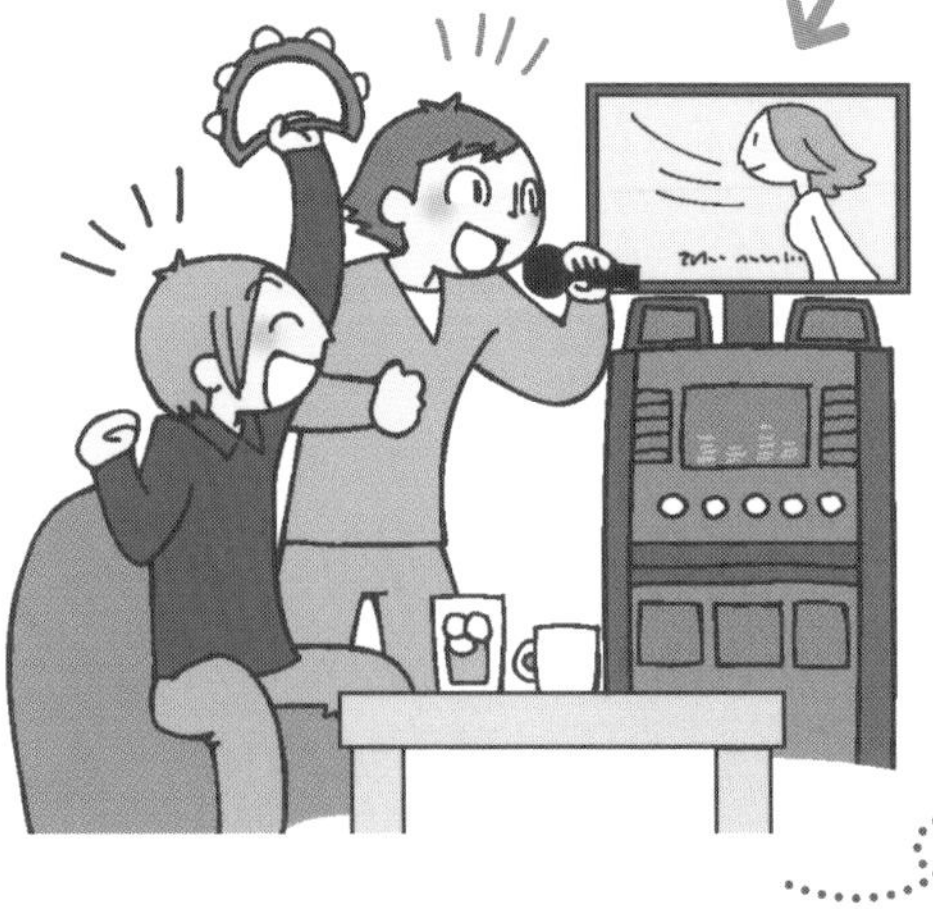

カラオケは複数人でできる遊び

注意

実際のリアルな体験を

人と一緒に楽しむのは、リアルな感覚や感情を伴うつながり体験で、文字どおり「肌で感じる」ことがたいせつです。ネットの対戦型ゲームなどバーチャルな体験より実体験を楽しみましょう。

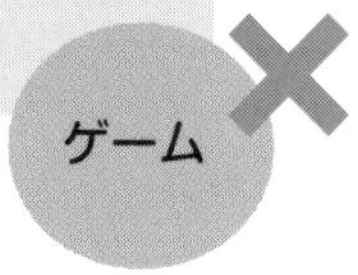

こんな遊びをしよう

　なにをして遊んだらいいかわからないなら、体を動かすことと、音楽を聴くことをまず選ぶとよいでしょう。どちらも、友だちなどと一緒に遊べることです。

おすすめは

●体を動かすこと

　体調をととのえるだけでなく、自律神経の調整にも役立ちます。本格的なスポーツでなくてかまいません。

●音楽を聴くこと

　癒やし効果、活力を得るなど、さまざまな効果が期待できます。また、楽器の演奏、歌うなど、遊びが広がります。

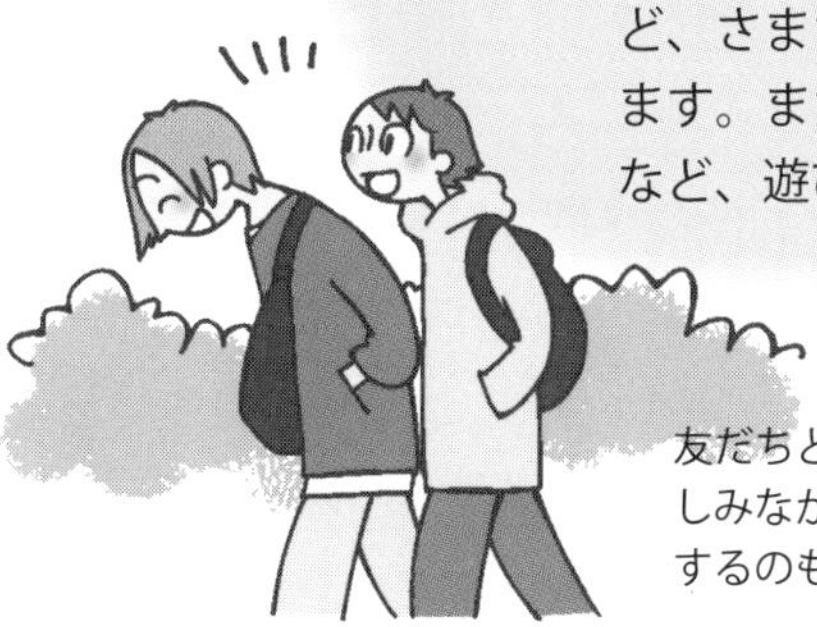

友だちと会話を楽しみながら散歩をするのもよい

こんなことも

- 趣味のサークルに参加する
- 会話をしながら、一緒に食事をする
- 一緒に映画をみに行き、感想を話す
- イベントに一緒に参加する

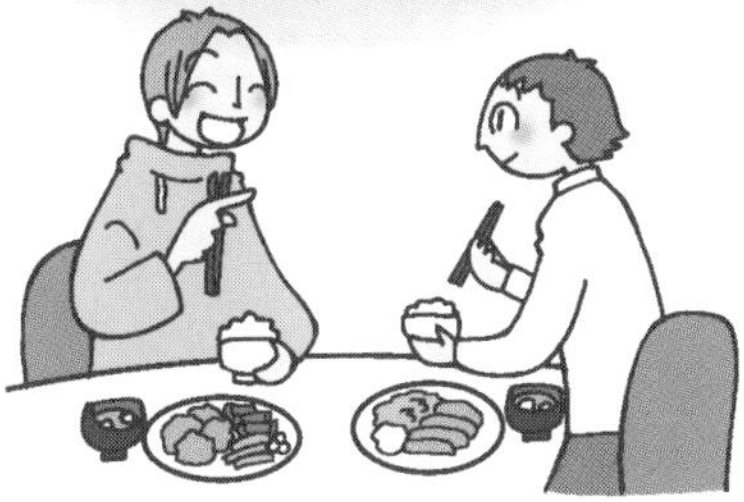

ランチをとりながら会話を楽しむ。会話が苦手なら聞き役になるのでもＯＫ

遊びは人とつながる楽しい体験

　遊び、笑い、楽しむ体験をしましょう。それがなにかは、人によってちがいますが、自分の趣味に没頭したり、友だちと一緒になにか好きなことをやったりするのは、共通しています。

　できれば、人と一緒にやる遊びをしましょう。実際に人とつながることじたいが、楽しい体験になるでしょう。

勝ち負けにこだわらないで

　スポーツなど勝ち負けのある遊びに、負けたからといってひどく悔しがったり、相手にクレームをつけたりしないように。トラブルに発展することもあります。

　こだわりの特性がある人は、始める前に「負けることもある」と自分に言い聞かせておきましょう。

世間とのギャップに苦しまないで

バイト先の店長に「当然のことだろう！」と怒られても、なにを言われているかわからない

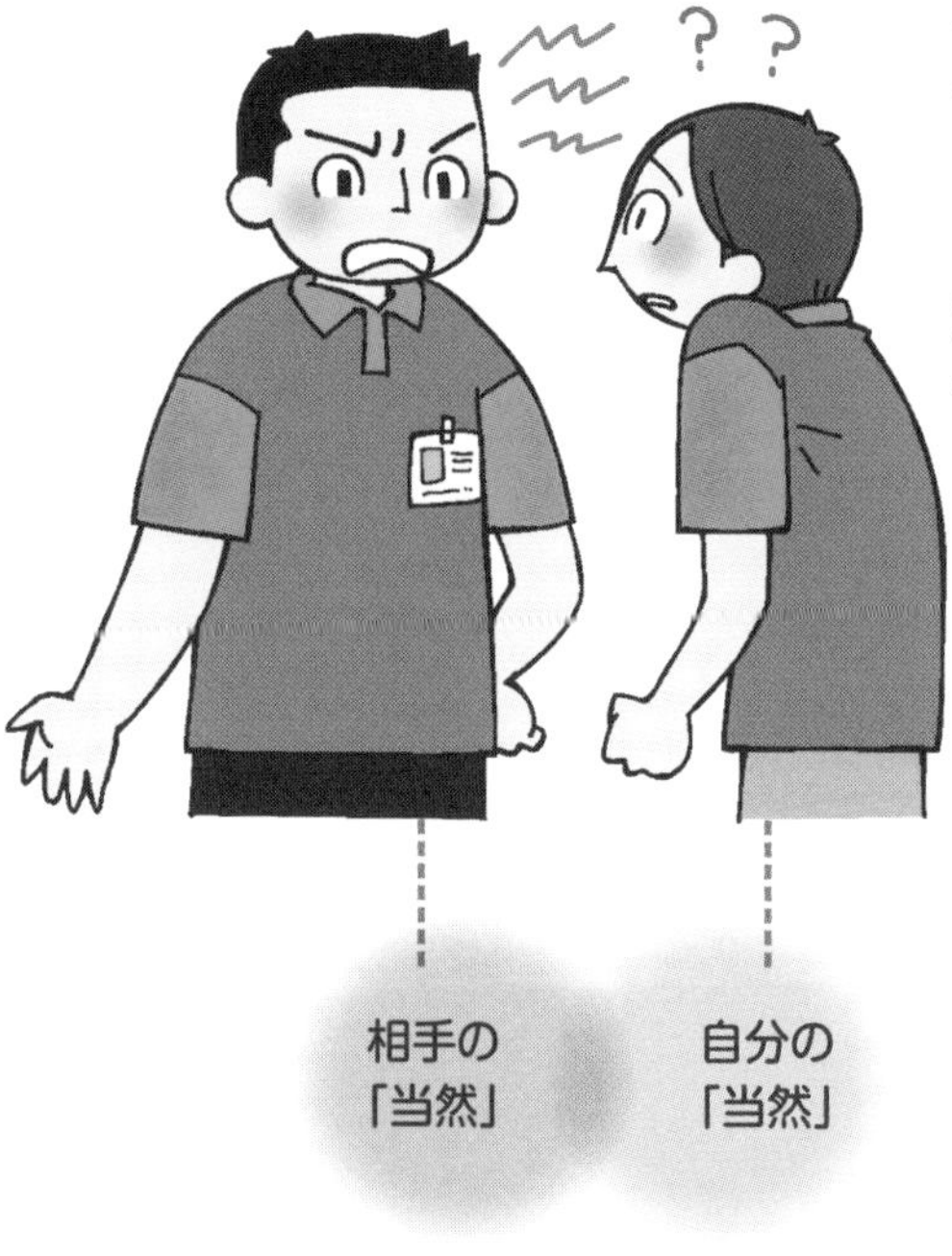

「当然」のギャップはだれにでもあること。ただ、人によっては、相手と重なるところが少ないかもしれない

人には人の「当然」がある

発達障害の人は、例えば学校やアルバイト先で、「ちがう」「なにをやっているんだ」「おかしい」などと言われることがあります。

これは、互いに相手も同じような考え方や価値観をもっていると思い込んでいるからですが、人によって考え方や価値観はちがうので、ズレてしまうのです。

人から否定されると、発達障害の人は、自分の考え方や価値観が世間に通用しないと思います。自己否定や自責の念が強くなって、真の自分をカモフラージュし、うつ病などの二次障害になることもあります。

単に考え方や価値観がちがうために、自分の「当然」と相手の「当然」がちがうだけ。そのギャップに慣れるようにしましょう。

4

スキルを身につける

能力を生かして活躍していくために
身につけておきたいことがあります。
コミュニケーションのスキル、
トラブルの対処法・予防法、
働き方や余暇の過ごし方……
心配することはありません。
困ったときにはＳＯＳを出しましょう。

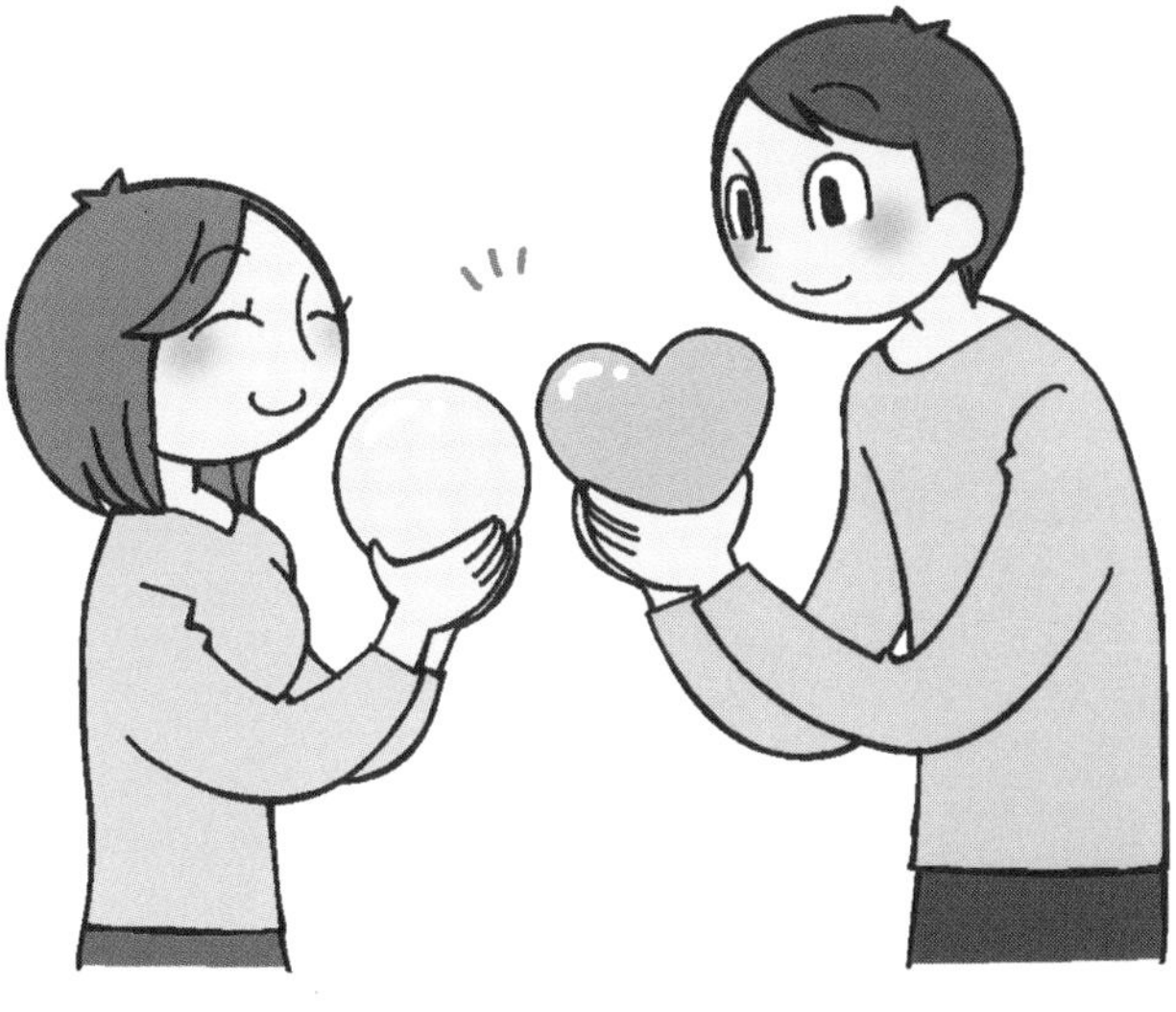

相手を怒らせない伝え方「I《アイ》メッセージ」

相手の言っていることがわからなかったり、自分の思いが伝わらなかったり、ときには失言して相手を怒らせたり……。スムーズなコミュニケーションをとるにはどうしたらいいのでしょうか。

コミュニケーションで困ること

発達障害があると、コミュニケーションがうまくとれないことが少なくありません。困りごとを客観的に把握して、対策を立てておきましょう。

相手を怒らせる

理由はよくわからないけど、相手がいきなり怒ることがある

- ▶ Iメッセージにする
- ▶ 話題を見直す

言われていることがわからない

指示があいまいで判断できない場合や、相手の思考がわからない場合がある

- ▶ 確認する

けんかになる

相手が怒っているが、自分も腹がたつので、けんかになる。「どういうつもりだ」などと相手が誤解していることも

- ▶ Iメッセージにする

聞きまちがいが多い

1を7と聞いてしまうなど、聞きまちがえる。あるいは聞いたことを忘れてしまう

- ▶ 紙やメールでもらう
- ▶ 確認する

Iメッセージとは

Iとは「私」のこと。私を主語にして、伝えたいことを自分の思考として話すと、多くのトラブルが避けられます。

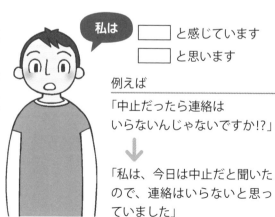

□ と感じています

□ と思います

例えば

「中止だったら連絡は
いらないんじゃないですか!?」

↓

「私は、今日は中止だと聞いたので、連絡はいらないと思っていました」

相手を怒らせないで思いを伝えるには

ＡＳＤの人は、コミュニケーションの苦手さが特性として挙げられます（→Ｐ10）が、ＡＤＨＤの人も、コミュニケーションがうまくいかないことは少なくありません。コミュニケーションが苦手だと、これから自立して社会とかかわっていくうえで、困難があることが予想されます。

コミュニケーションの困難を減らすように、意識したいことが二つあります。確認することとＩメッセージで話すことです。

Ｉメッセージで話すと、自分の本音が伝えられるので、誤解を減らすことができます。また、相手になにかを指摘したいときには、自分の思いとして伝えるので、相手を責める調子がなくなります。

話題を見直そう

たとえ正しいと思ったことでも、言ってはいけないことがあります。話題によっては、相手を傷つけたり、怒らせたりするのです。なにを言ったらいいか・いけないか、覚えておきましょう。

✕ 言わないほうがよい話題
- 体型
- 容姿
- 学歴
- 下ネタ
- 収入

○ 雑談に向く無難な話題
- 天気の話
- 相手の趣味
- 相手の好きな食べ物
- 相手の出身地

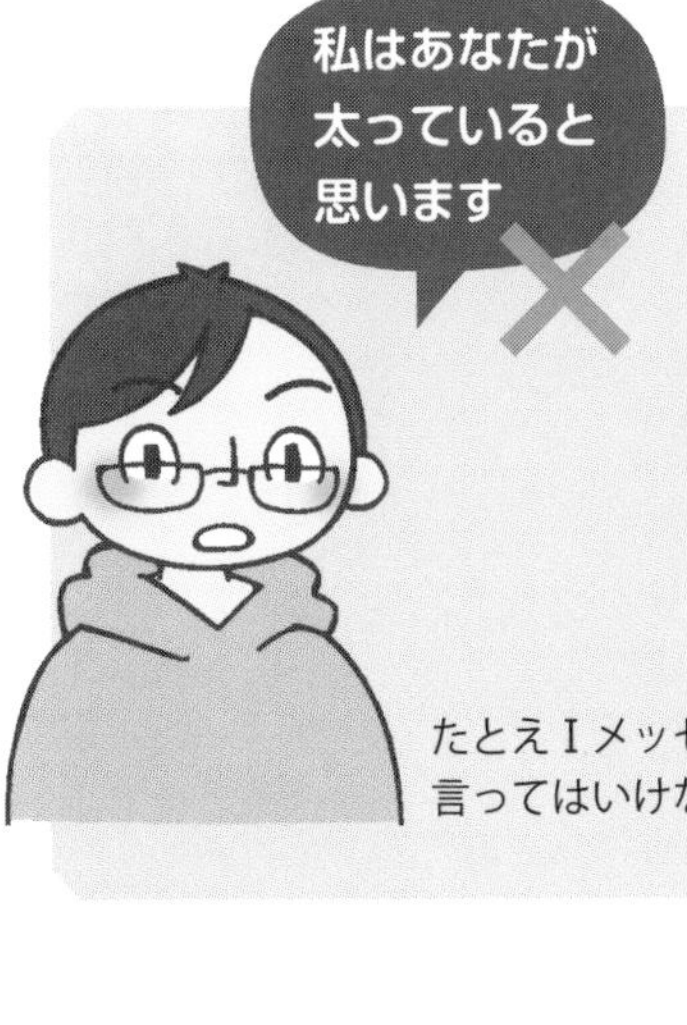

私はあなたが太っていると思います

たとえＩメッセージでも、言ってはいけない

確認しよう

聞きまちがいや、あいまいな指示の解釈ちがいを防ぐには、相手に確認することが肝心です。「わかった」と思っても、念のために確認しましょう。

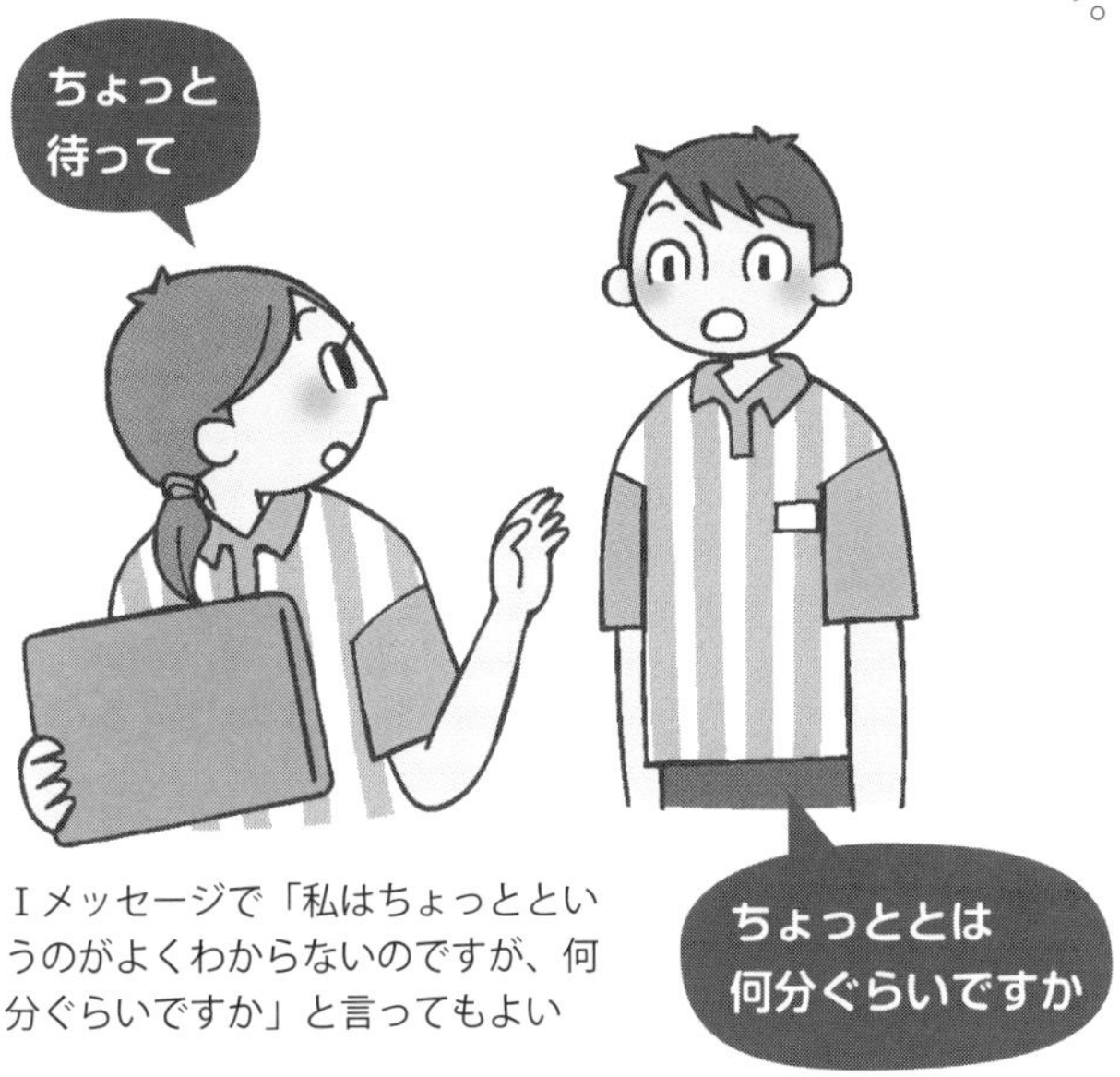

ちょっと待って
ちょっととは何分ぐらいですか

Ｉメッセージで「私はちょっとというのがよくわからないのですが、何分ぐらいですか」と言ってもよい

対人関係をなめらかにする「魔法の言葉」

ひと言そえるだけで、対人関係をなめらかにする言葉があります。あいさつの言葉や、クッション言葉といわれるものです。また、返事のしかたもコミュニケーションには重要です。

ひんぱんに使いたい言葉

「ありがとう」は、対人関係をなめらかにする魔法の言葉の代表です。あいさつの言葉は、その日、最初に会ったときや、相手からあいさつされたときに返す言葉です。

ありがとう

相手によっては「ありがとうございます」とていねいに
▶ P72

おはようございます

11時くらいまでに使うのが基本。友だちには「おはよう」でもOK

ごめんなさい

相手に迷惑をかけたとき、自分がまちがったときなど

相手を立てる言葉

「知りませんでした」「勉強になりました」「さすがですね」など

クッション言葉

会話にはさみこむことで、クッションをはさむように衝撃を減らす言葉です。なにかを頼むようなときには、頼みごとをする前につけます。

- よろしければ
- お手数ですが
- つごうがつくなら
- お聞きしたいのですが
- 質問があるのですが
- あいにく
- 残念ですが
- すみませんが

注意

敬語は高度なスキル

社会人になったら敬語を使うようなシーンがあるでしょう。敬語は、目上の人や、（営業職なら）お客様に使う言葉です。コミュニケーションの苦手さが軽減したら、覚えましょう。それまでは、無理に敬語を使おうとせず、ていねいに言うことを心がけるほうが無難です。

言葉づかいで印象が変わる

対人関係には、言葉の役割が大きいものです。言葉づかいひとつで、印象が大きく変わることさえあります。

まず、覚えておきたいのは、あいさつの言葉です。その日最初に会ったときや、会話を始めるときには、あいさつをしましょう。

会話の途中にはクッション言葉をはさみましょう。相手への伝わり方がやわらかくなります。

会話をするときの態度にも注意します。腕を組む、いきなりどこかへ行ってしまう、あくびをするなどは、印象を悪くしたり、相手を怒らせたりするので、避けましょう。慣れたら、目を合わせるようにしましょう。

返事のしかた

コミュニケーションとは、会話のキャッチボールです。相手から言葉を投げかけられたら、返事をしましょう。返事のしかたにも、注意点があります。

わからないとき

黙っているのは失礼です。わからなければ「よくわかりません」と答えましょう。場合によっては「あなたはどうですか」もいいです。

いやなとき、できないとき

「いやです」「できません」だけでは相手を怒らせるでしょう。「あいにく」などのクッション言葉をはさみ、代替案を出すのが最良です。

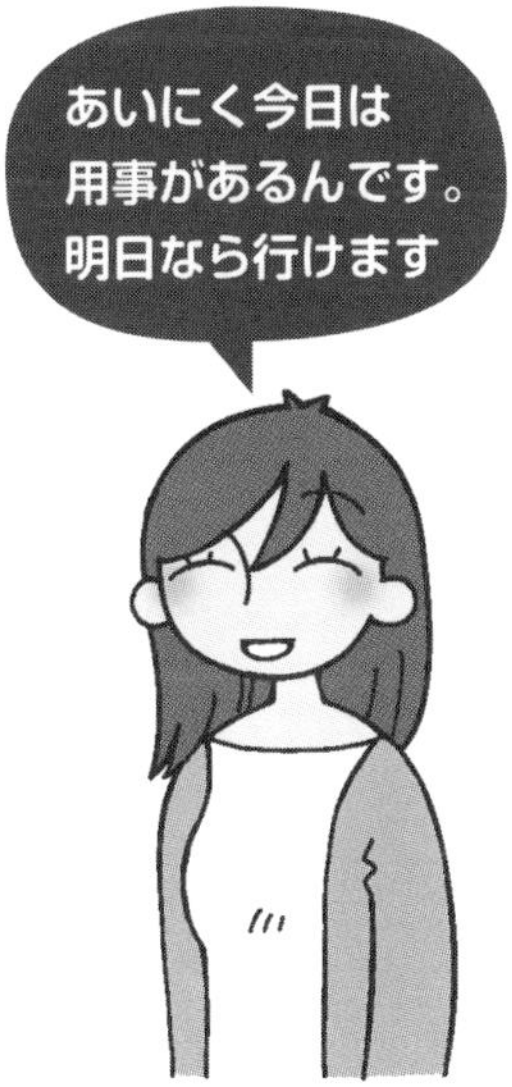
あいにく今日は
用事があるんです。
明日なら行けます

飲み会に誘われて、今日は気分がのらないとき、「行きません」だけでは失礼

返事に徹するのもひとつの方法

ＡＳＤの人は、コミュニケーションをとるうえで、自分から話すのを目標にしないで、返事に徹することを目標にするほうがいいでしょう。それほどおしゃべりではない人、無口な人は、世の中にたくさんいます。自分もその一人になればいいのです。

返事は重要です。聞かれたことを無視したり、ちがうことを言ったりしないように。特に断り方は要注意です。「いやだ」ではなく、「今日は都合が悪いから」「今、頭が痛いから」などと言えれば、コミュニケーションのトラブルは激減するでしょう。

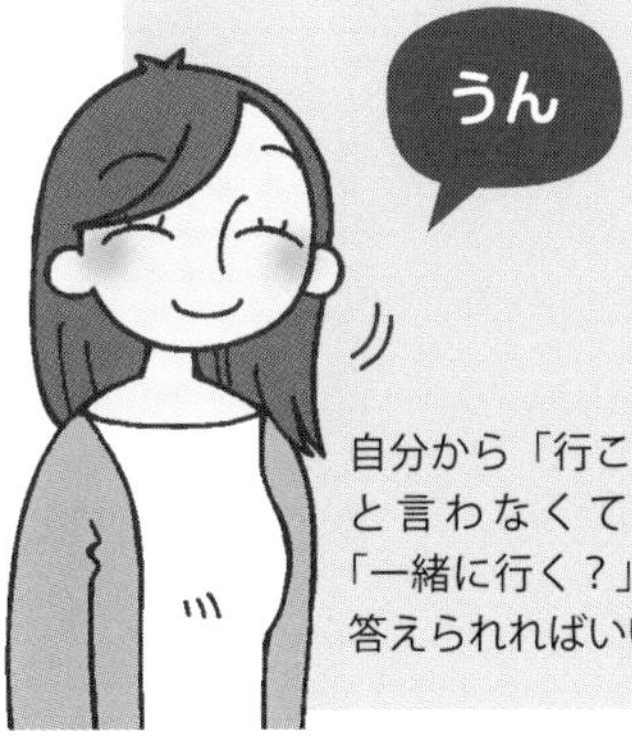
うん

自分から「行こう」と言わなくても、「一緒に行く？」に答えられればいい

自分もハッピーになれる「感謝の言葉」

「ありがとう（ございます）」「助かります」は、コミュニケーションをなめらかにする感謝の言葉です。言いなれていない人は、意識的に言いましょう。

「すみません」の代わりに

日ごろ、「すみません」という言葉を使う人は多いようです。まず、「すみません」を感謝を表す「ありがとう」に変えていきましょう。

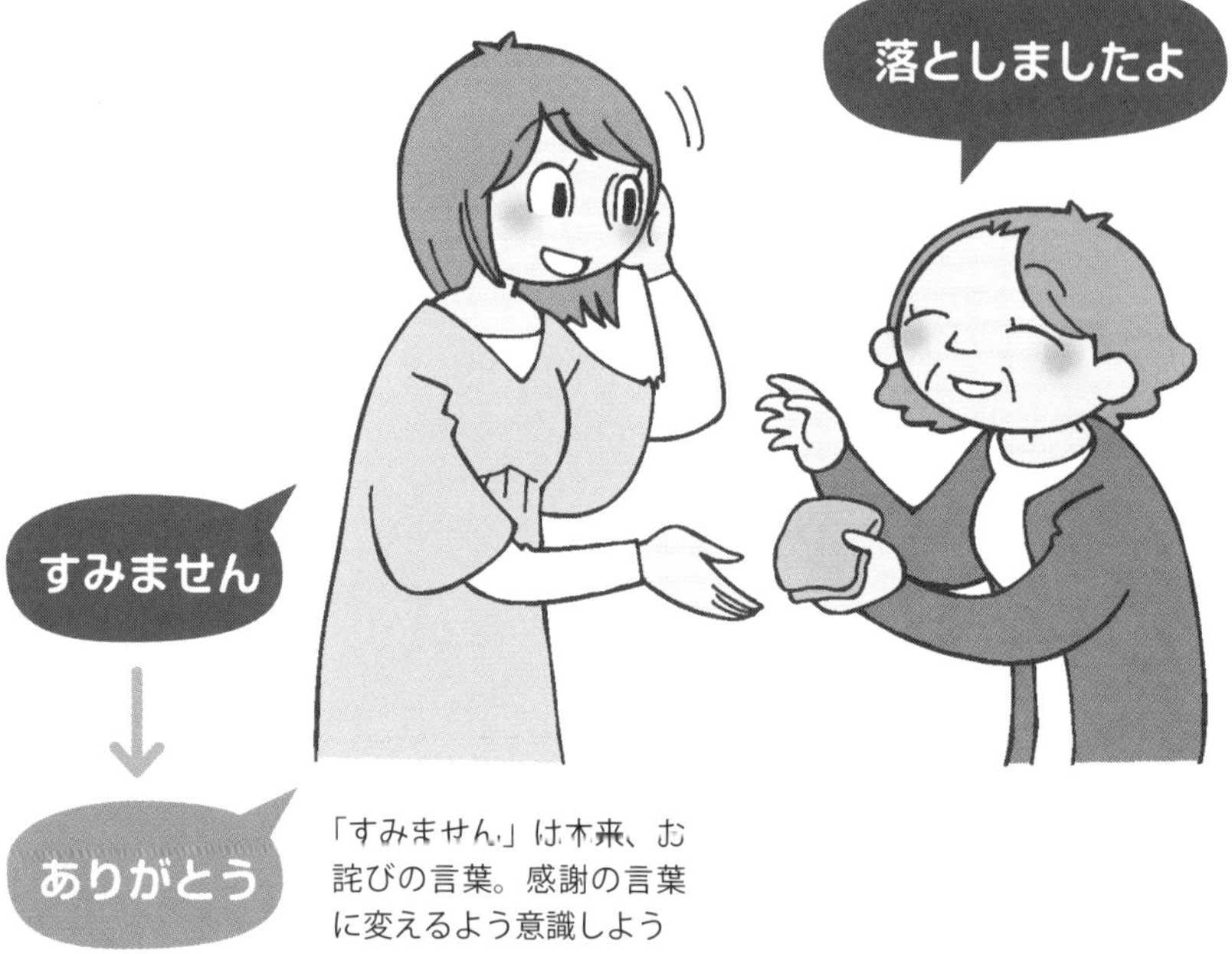

「すみません」は本来、お詫びの言葉。感謝の言葉に変えるよう意識しよう

感謝されるのは社会貢献の第一歩

社会貢献とは、世の中全体にかかわるような、大きなことでなくていいのです。学校の部活動や家の手伝いなど、自分がしたことで「ありがとう」と言ってもらうことです。たまたま自分が好きなことをやっていて感謝されることがあるかもしれません。「ああ、こういうことでいいのか」と思うでしょうが、人のために自分の能力を使っているのですから、それは立派な社会貢献です。

人のためになにかをして感謝されること、人になにかをしてもらって感謝すること。そうした体験が、幸せへの大事なポイントです。

感謝の伝え方

ありがとう、助かったなどと感謝していても、なかなか言葉にして相手に伝えられません。特に日本人には苦手なこと。けれども言葉にしないと相手に伝わりません。ぜひ言えるよう、練習しましょう。

1 メールで

面と向かって言えなくても、メールでなら伝えやすいでしょう。何度もみることができるのもいい点です。まず、メールで「ありがとう」と送るのが、感謝を伝える第一歩です。

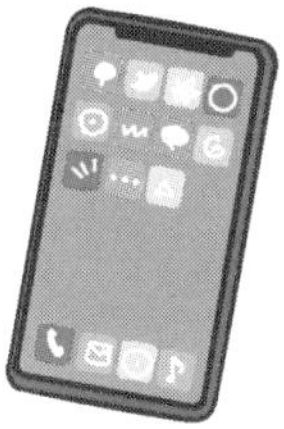

初心者は、絵文字を使うと送りやすい

2 カードや手紙で

誕生日やクリスマスなどにプレゼントをあげるなら、「いつもありがとう」などと書いたカードをつけましょう。または、「こういうサポートをしてもらって、とてもありがたかった」などと手紙を書くのもいいでしょう。

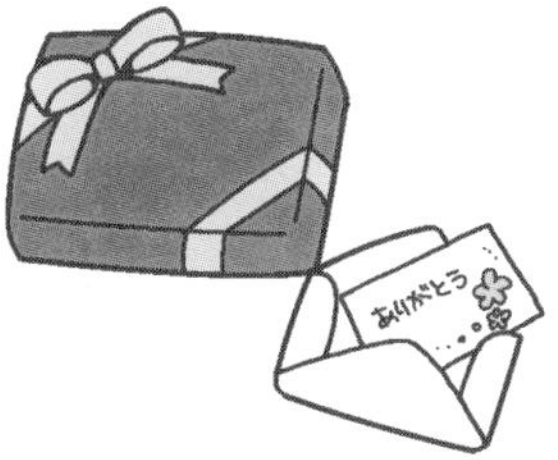

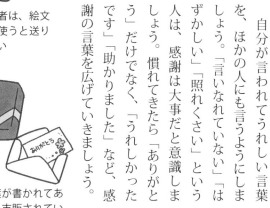

感謝の言葉が書かれてあるカードも市販されている。最初は、そうしたカードなら使いやすい

3 対面で

面と向かって言われる「ありがとう」は、うれしいものです。ハードルが高いかもしれませんが、ぜひチャレンジしてください。ＳＯＳを出し、サポートしてもらったときには、必ず言いましょう。

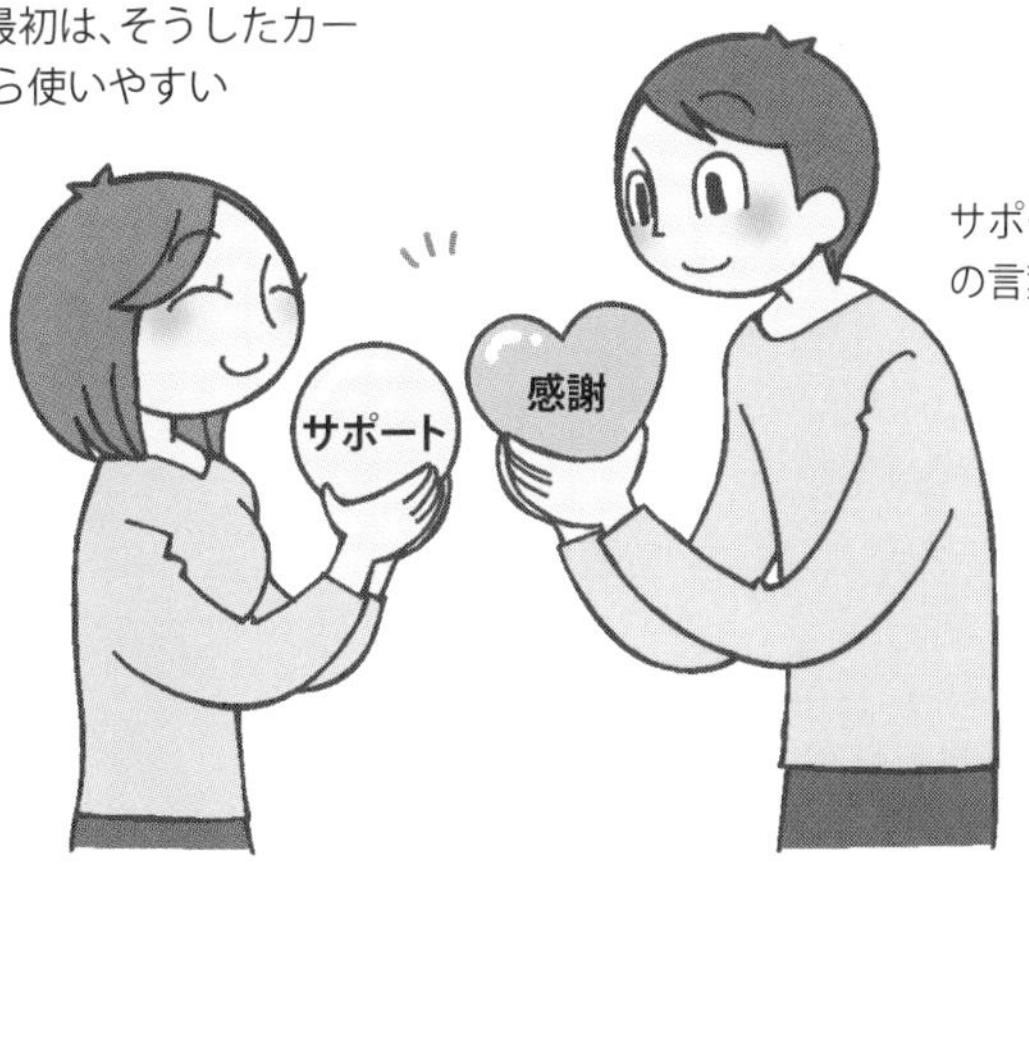

サポートには感謝の言葉を返そう

言われる人も言う人もハッピーに

「ありがとう」と言われるとうれしいものです。自分がだれかの役に立っているという「有用感」やなにかをなしとげたという「達成感」が得られ、自己肯定感が高まります。言われる人はハッピーになりますが、言う自分もハッピーになれます。

自分が言われてうれしい言葉を、ほかの人にも言うようにしましょう。「言いなれていない」「はずかしい」「照れくさい」という人は、感謝は大事だと意識しましょう。慣れてきたら「ありがとう」だけでなく、「うれしかったです」「助かりました」など、感謝の言葉を広げていきましょう。

スマホやゲーム以外の趣味をもとう

少し時間の余裕ができたとき、なにをして過ごしますか？　発達障害の人は、余暇の使い方があまり上手ではない傾向があります。余暇を活用して体の疲れをとり、心を元気にしましょう。

休日の過ごし方

休日には好きなことをして過ごすものですが、長時間ゲームをしてしまったり、ダラダラと動画をみつづけたりするのはやめましょう。ゲームや動画は、別のトラブルが起こることがあるからです。

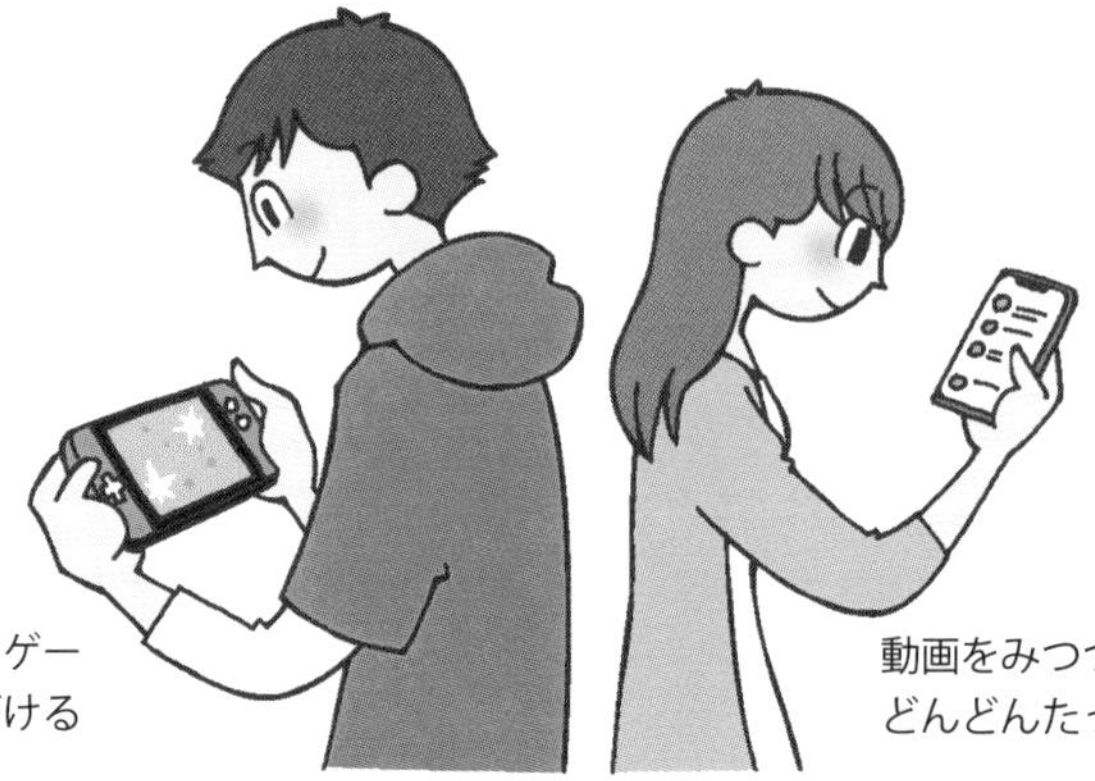

時間を忘れてゲームをやりつづける

動画をみつづけて時間がどんどんたってしまう

危険がいっぱい

- **依存**
- **課金**
- **出会い系**

スマホの使用がやめられずに依存に至ってしまったり、お金を使いすぎたりする。出会い系サイトには犯罪がらみの危険もある

使用をコントロール

使用する時間を決める

タイマーやバイブレーションを使用する

アロマや音楽を楽しむ

スマホ以外のものを楽しむ。アロマや音楽は気分がよくなる

体を動かす

いちばん望ましいのは、体を動かす趣味をもつこと

余暇とは余った暇な時間？

余暇とは余った暇な時間ではなく、上手に活用して心身の疲れをとる時間です。余暇を活用するスキルが「余暇スキル」です。

発達障害の人は、余暇スキルが足りない傾向があります。疲れを感じにくく動きつづける、時間管理が苦手で休みがとれなくなるなどの理由があるからです。

余暇にはしっかり休みましょう。休むとは寝るだけでなく、趣味などを楽しむことです。寝れば体の疲れがとれ、趣味などの好きなことをすれば心が元気になります。趣味は一朝一夕にはみつからないでしょうから、早めにいろいろなことをためしてみましょう。

スマホ依存とは

スマホの使用をやめられないと、生活に支障をきたすようになり、その状態が続くと「依存」とみなされます。四六時中スマホのことが頭を離れず、やりつづけるので、不登校や体調不良につながります。WHO（世界保健機関）では、スマホ依存は、治療が必要な病気としています。

体を動かそう

体を動かすのは、趣味になりますが、体力をつけることにも役立ちます。歩くだけでもいいのです。特に、多動傾向のある人は、体を動かさないと苦しくなってきます。

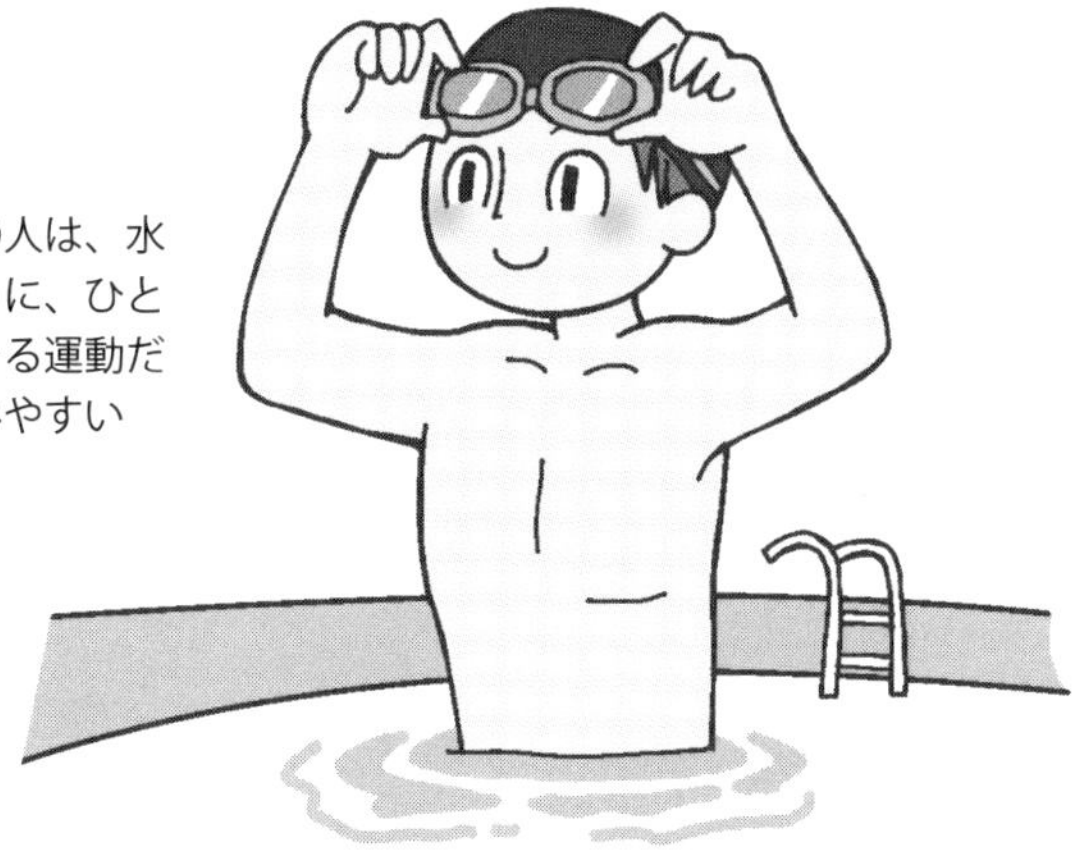

ＡＳＤの人は、水泳のように、ひとりでできる運動だと楽しみやすい

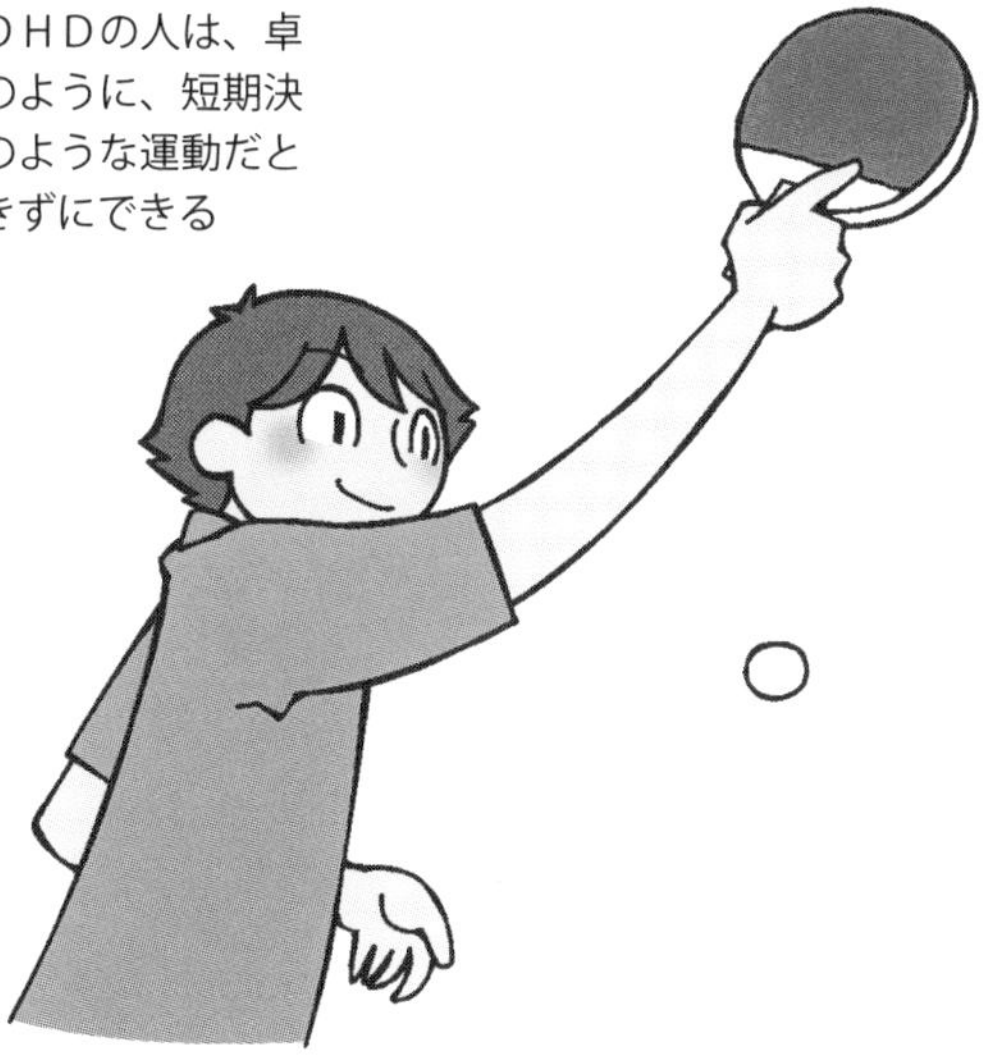

ＡＤＨＤの人は、卓球のように、短期決戦のような運動だと飽きずにできる

トラブルは起こるもの。対処すればいい

発達障害があろうとなかろうと、人生にトラブルはつきものです。
知っておきたいのは、トラブルが起こったときどうするか、防ぐにはどうするかということです。

トラブルが起こったら

トラブルが起こる原因はさまざまですが、なかには対処できないものもあるでしょう。原因が思い当たらない、対処法がわからないなどの場合は、必ず、だれかに相談しましょう。

原因

- 誤解
- 「当然」のちがい
- 特性
- 体調
- コミュニケーション

↓

だれかに相談する

ひとりでなんとかしようとすると、
こじれることもある。ＳＯＳを出そう

親　先生　兄弟姉妹　友だち
先輩　支援者　祖父母　など

↓

まずは謝り、
解決に尽力する

相手があることなら、謝るのが先決。相談にのってくれた人と一緒に、解決策を考える

さらに専門家に
相談することも

相談した人では対応できないことも。医師や弁護士などの専門家に相談することもできる

サポートを受けながら

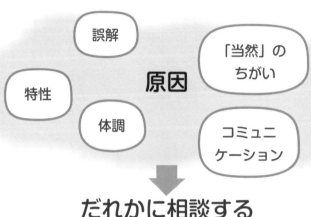

いざというとき あわてないように

　トラブルが起こったとき、あわてると、かえって大ごとになったり、こじれたりします。そんな自分を責めないように、トラブルの対処法を知っておきましょう。

　たいせつなのは、ひとりでなんとかしようとせず、ＳＯＳを出すことです。まずは気持ちを落ち着かせ、どのようなサポートがあれば切り抜けられるかを考え、だれかに相談します。

　また、トラブルはできれば防ぎたいものです。「ものごとを想定内にしておく」という方法が役立ちます。起こりそうなトラブルを想像しておくと、「やっぱりきたか」と、冷静に対処できます。

想定内にしておく

　発達障害の人は、想定外のことにパニックになりやすいです。「空・雨・傘の思考法」で、トラブルを想定内にしておけば、落ち着いて対処できます。

空　事実確認

空がくもっている……

どのような状態かを客観的にみる。思い込みや評価をせず、みえていることだけに注目する

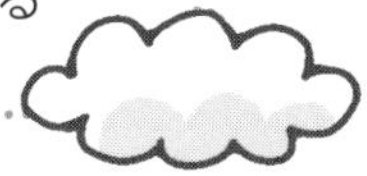

雨　解釈

雨がふりそうだ……

みた事実について、どのようなことが起こりうるかを考え、次の準備につなげる

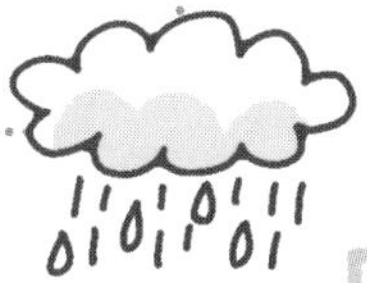

傘　対策

傘を持っていこう……

解釈をもとに、目的に合った対策をとる。この場合は、傘を持って出かけることにした

対策のバリエーション

トラブルによっては、原因そのものへ対処すれば、未然に防げることがある。例えば、ＩＴ機器を使用する、あらかじめ苦手なことを周囲に伝えておく、睡眠や食事をしっかりとるなど。また、ＳＯＳを出すことも対策のひとつとして重要

自分からSOSを出せるようになろう

発達障害の人は、苦手なことが多めかもしれません。けれど、ちょっとしたサポートがあればうまくいくことも多いはずです。SOSを出してうまくいく体験がたいせつです。

助けを求めることに躊躇《ちゅうちょ》しないで

困ったことがあったら、助けを求めることができますか。自分のことは自分でやるべき、恥ずかしくて助けてと言えない、心配をかけたくないなどの理由で、SOSを出せない人がいます。

発達障害の人はサポートを受ける体験が多いのは事実です。サポートを受けることに躊躇するなら、今は助けてもらうけれど、いずれ自分も人のためになにかをやろうと思えばいいのです。

SOSを出せることが、自立につながります。自分にとってうまくいく条件、必要なサポートを探す力をつけましょう。

今は takeのとき

SOSを出して助けてもらっても、自分はダメだと思わないで、「今は takeの時期だ。これから giveの時期が来たときに倍やればいい」と考えましょう。

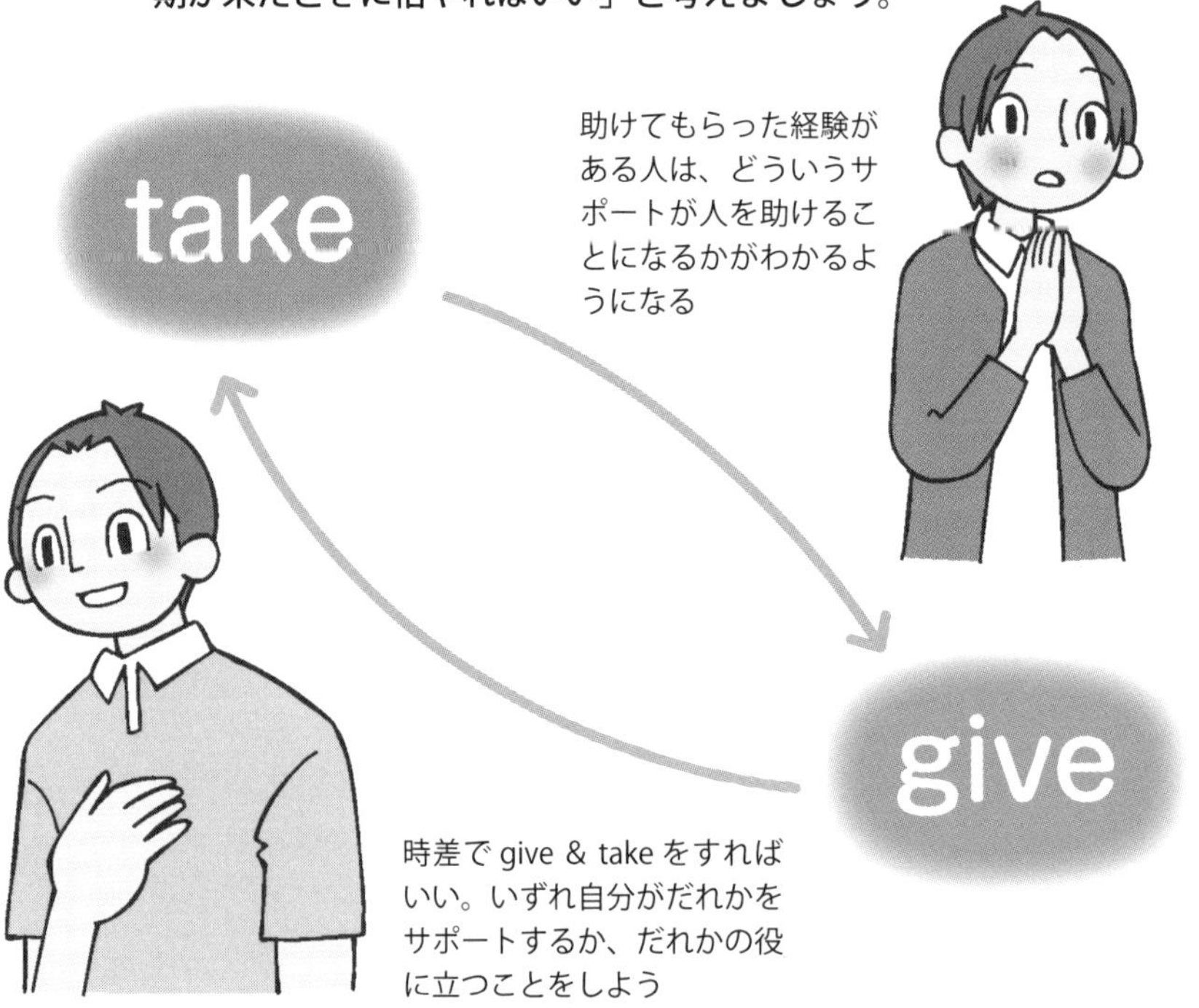
助けてもらった経験がある人は、どういうサポートが人を助けることになるかがわかるようになる
take
give
時差で give & take をすればいい。いずれ自分がだれかをサポートするか、だれかの役に立つことをしよう

ＳＯＳの出し方

単に「助けてほしい」だけでは、言われたほうもどうしたらよいのかわかりません。自分がなにに困っていて、どういうサポートがほしいのかを、相手に伝えるようにします。

1 サポートが必要だと認める

まず、自分ひとりでは全部できそうもないと自覚することが最初です。そのことをやるには、サポートが必要だと認めましょう。

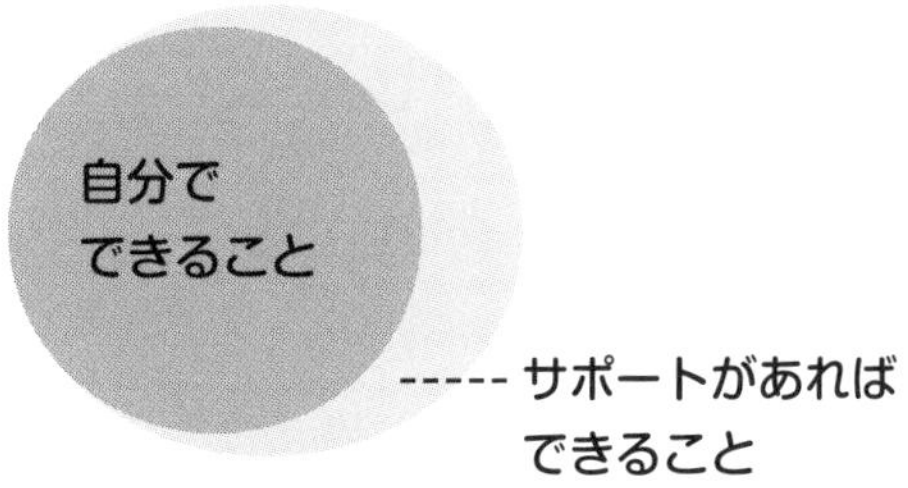
自分で
できること
サポートがあれば
できること

2 ＳＯＳを出す

これまでは、親に相談することが多かったでしょう。これからは、だれにＳＯＳを出すか、から考えます。次に、なぜサポートが必要なのか、どのようなサポートがほしいのかを具体的に伝えます。

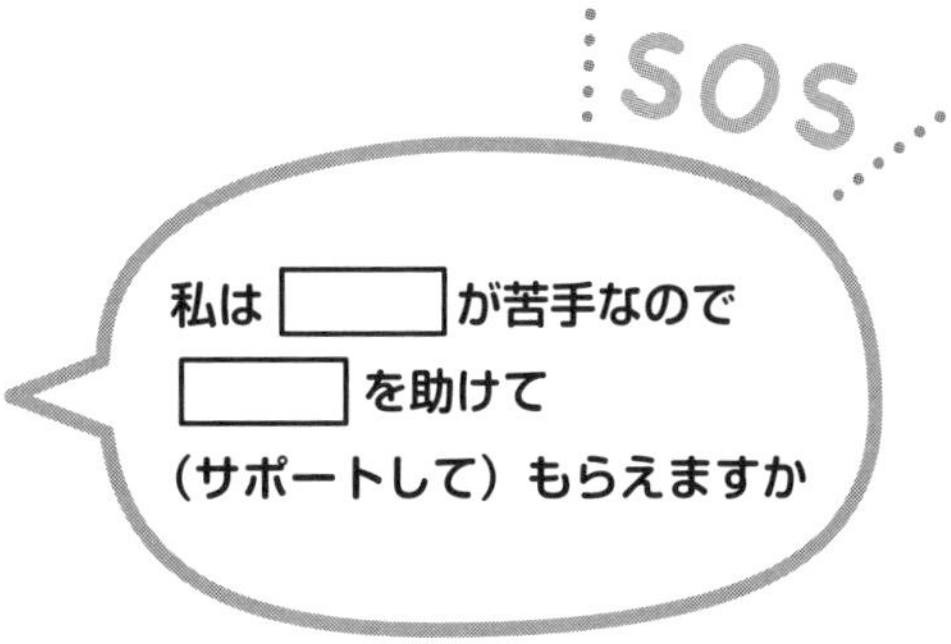
SOS
私は　　　が苦手なので
　　　を助けて
（サポートして）もらえますか

3 サポートを受けたら感謝する

サポートをしてもらって当然、という態度をとらないように。「どうも」などではなく、きちんと感謝の言葉を伝えましょう。

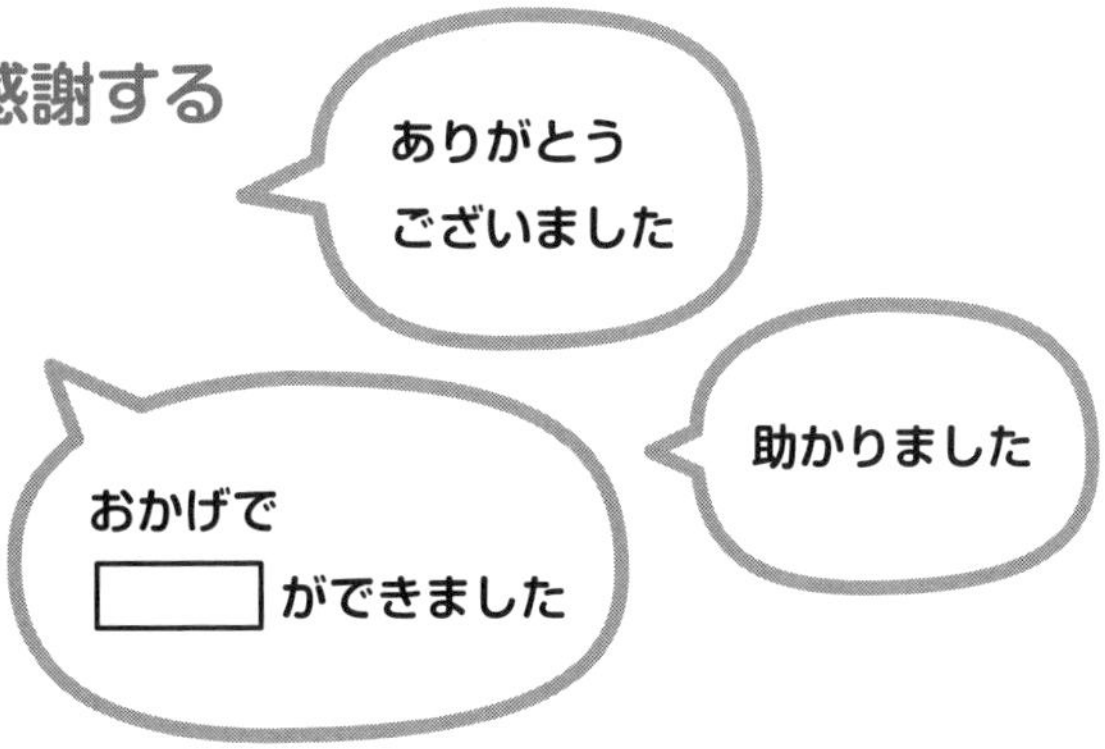
ありがとう
ございました
助かりました
おかげで
　　　ができました

合理的配慮の求め方を知っておこう

発達障害などの障害があって、日常になんらかの支障をきたしている人は、学校や職場へ「合理的配慮」を求めることができます。本人が求めることが原則なので、希望があるなら申し出てみましょう。

希望することを本人が伝える

合理的配慮とは、障害のある人が社会のなかで出合う、困りごとや支障を取り除くための調整や変更のことです。本人から申し出があったら配慮するよう、法律で決められたことで、公的機関以外でも義務化されています。

申し出るときには、かしこまった形式などはありません。相談するようなつもりで希望を伝えましょう。その際、配慮を必要とすることが判断できる書類を提出するように求められることがあります。本人の希望にもとづいて、学校や職場と本人とが話し合って、配慮の内容を決めます。

穏やかに

合理的配慮は法律で決められていることですが、「権利だ！」といった態度で主張するのは避けましょう。穏やかに、相談するように申し出ます。

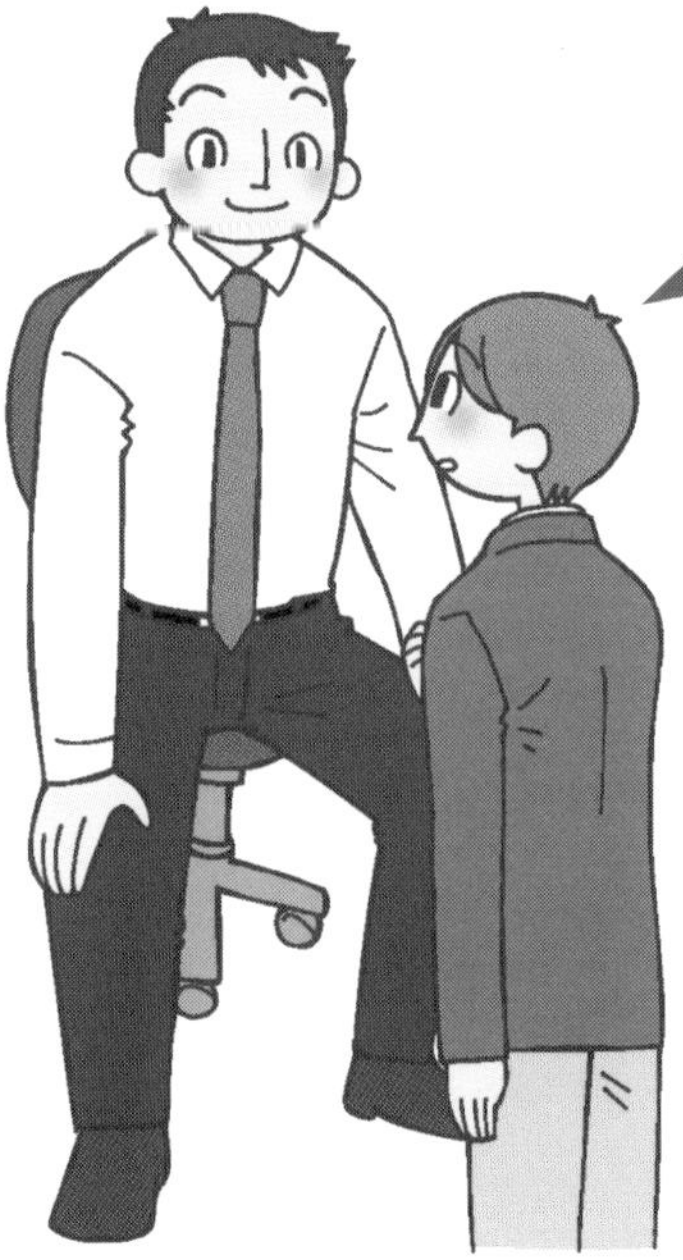

私は［　　］が
苦手なので、配慮を
お願いしたいのです

診断がある場合

診断書、障害者手帳を提出することがある

診断がない場合

心理検査の通知書、心理士などの所見（意見書）などを提出することがある

申し出た内容が必ず配慮してもらえるわけではない。「できる範囲で」配慮することになっている

具体的に

高校や大学で、すでに合理的配慮を得ている人もいるでしょう。今後、就労したときにも必要なので、求め方を確認しておきましょう。合理的配慮は、配慮してほしいことを具体的に求めます。ポイントは下記の６つです。

ポイント 合理的配慮を求めるときは、できるだけ、６つのポイントをおさえましょう。

1 困っていること
2 なぜ困っているかの理由
3 自分なりに努力したこと、工夫したこと
4 いつ、配慮がほしいのか
5 どのような状況で配慮がほしいのか
6 どのような内容の配慮がほしいのか

聴覚障害の人の例

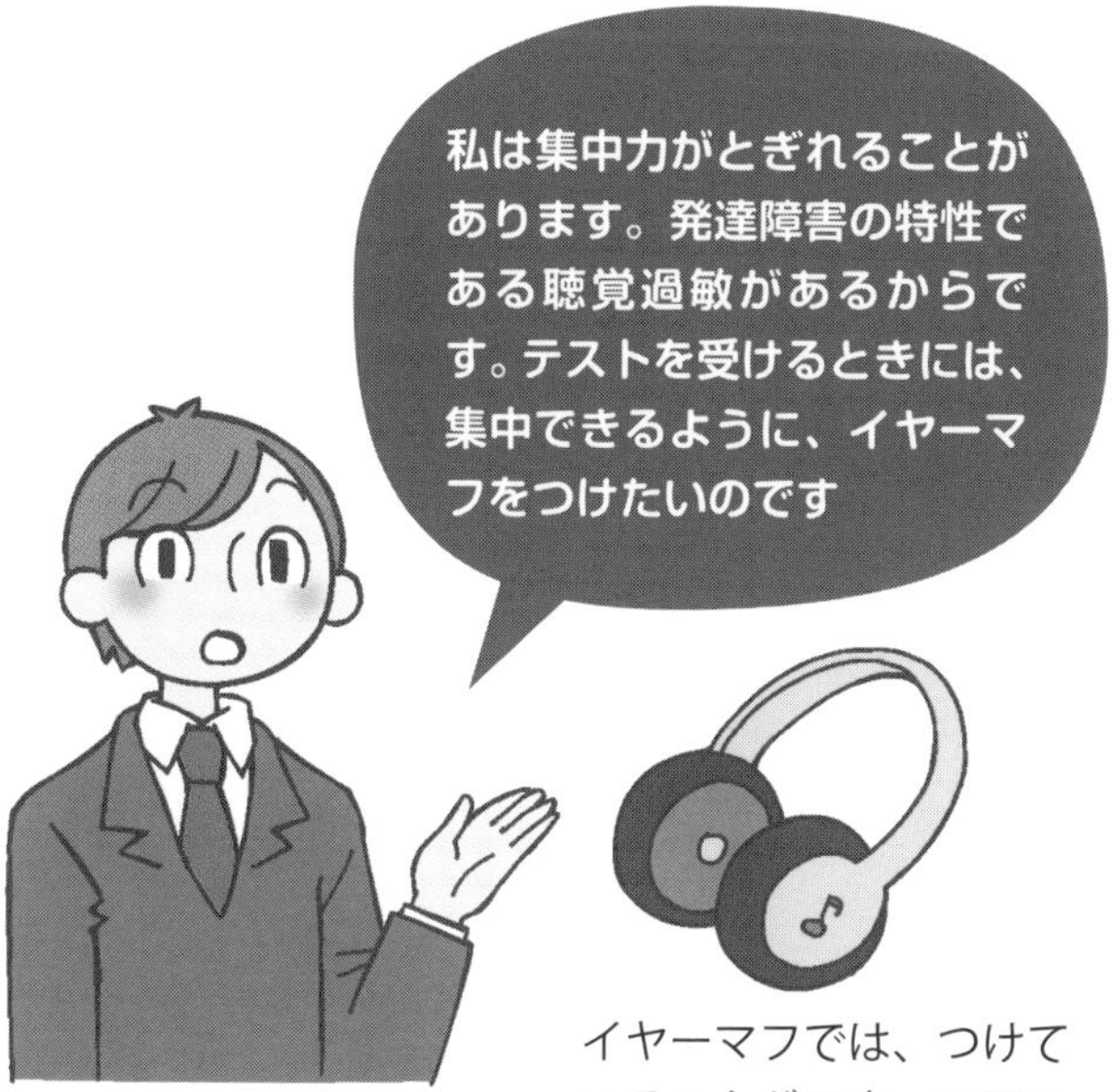
私は集中力がとぎれることがあります。発達障害の特性である聴覚過敏があるからです。テストを受けるときには、集中できるように、イヤーマフをつけたいのです

イヤーマフでは、つけていることが目立って困る場合には、耳栓の使用を求めるのもよい

そのほかの例

聞いたことを忘れやすい、指示を聞き取るのが苦手などの場合には、書いてもらうようにする。そのため、常にメモ用紙を携行したい

上記と同様に、聞き取るのが苦手な場合、授業を録音したい。スマホが認められないなら、専用の録音機を使用したい

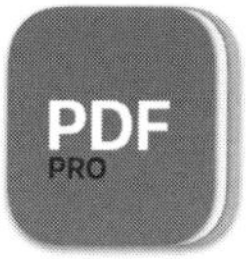
PDF
PRO

苦手なところをカバーできるアプリをタブレットなどにダウンロードして使用したい。例えば、紙の印刷物をスキャンしてＰＤＦ化すれば、データを読み上げてくれるアプリがある

短期のバイトやボランティアを経験しよう

だれでも、職業に合う・合わないはありますが、発達障害の人は、特にマッチングがたいせつです。これから就職活動をするなら、自分にはどのような職業が合うのか、見当をつけておきましょう。

合う・合わないを自分でチェック

職業には合う・合わないがあります。合わないと思っても、就職してからひんぱんに転職するのは、難しいのが現実です。

高校生、大学生のうちに、いろいろな種類のアルバイトやボランティア活動をしましょう。どんな仕事が自分に合っているかを、チェックするためです。アルバイトやボランティア活動は、基本的に、合わなければやめることができます。短期のものからトライしましょう。

ただし、高収入をうたうアルバイトには犯罪がらみのものがあるので、要注意です。

得られることは多い

アルバイトやボランティア活動からは、多くのものが得られます。下記のようなもののほか、人の役に立ったという「有用感」が得られることが大きいでしょう。

適職のヒント

「接客より裏方のほうが合っている」などと、自分の強みを生かせる職業がみつかることが多い

お金のありがたみ

苦労して働いて得る収入をみると、「お金をもらうって大変なことだ」と、お金のありがたみを感じられる

社会経験

世の中にはいろいろな仕事があり、いろいろな人がいると実感する。貴重な社会経験ができる

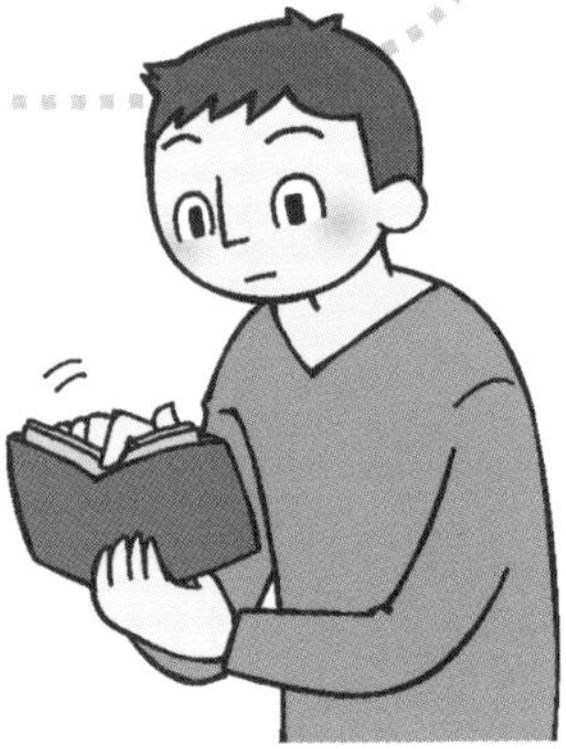

アルバイトをしてから、「お金、だいじに使おう」と思えるようになる

短期のアルバイト

インターネットや口コミ、大学の掲示板の求人コーナーなどでみつけることができます。インターネットや口コミでみつけたアルバイトに応募するときは、親や支援者などに相談しましょう。

例えば

イベントの手伝い

引っ越しの手伝い

お中元・お歳暮の受付補助

年賀状の仕分け

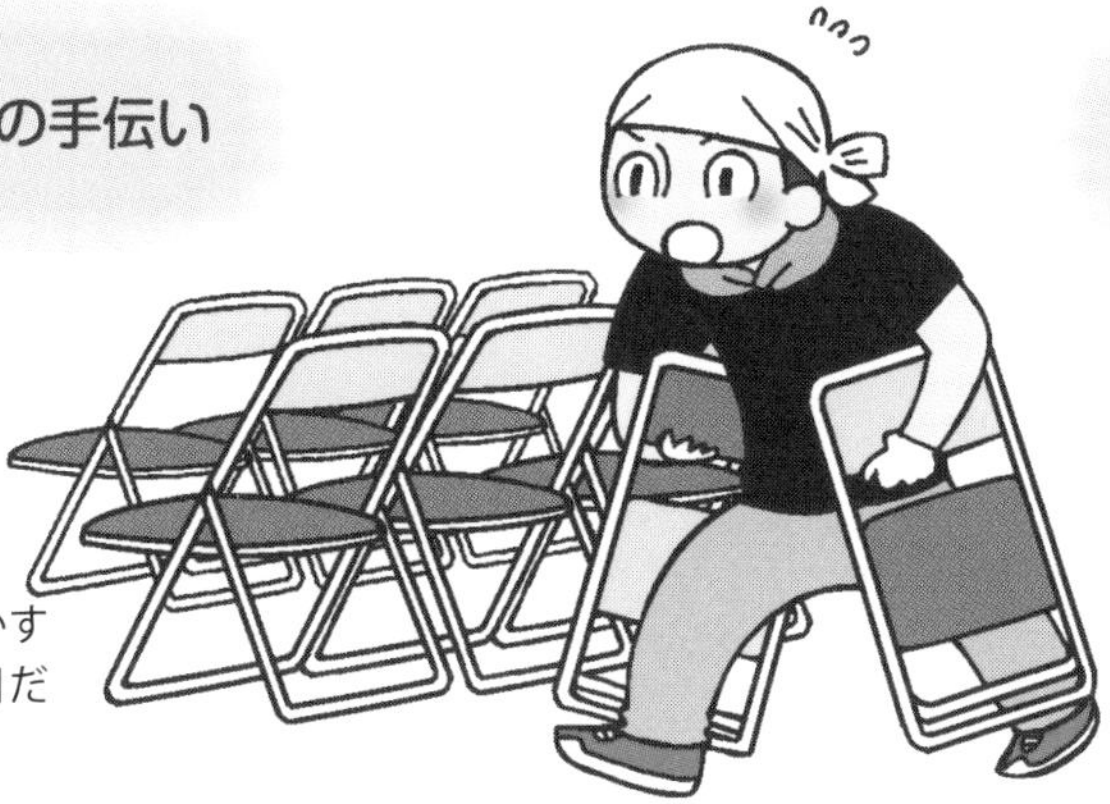

イベント会場にいすを並べるのは1日だけのアルバイト

短期のボランティア活動

基本的にお金を得ることはできないけれど、有用感を得ることができます。また、ボランティア活動のなかには、交通費程度の謝礼が出る「有償ボランティア」もあります。

例えば

スポーツイベントの補助

寄付品の仕分け

子どもキャンプの付き添い

公園などの清掃活動

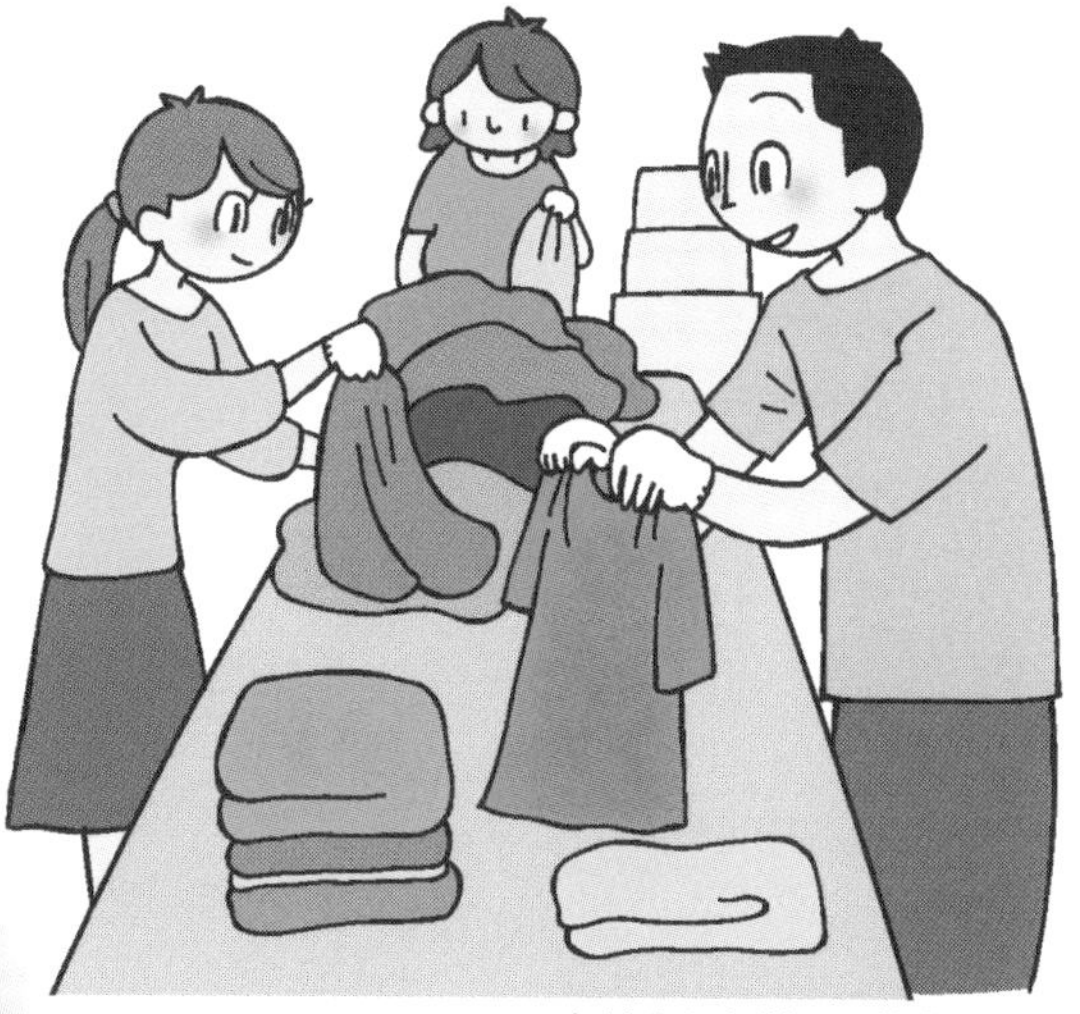

寄付された洋服や雑貨などを海外へ送るための手伝い。仕分けや段ボールにつめる作業

支援を利用して就労に結びつける

発達障害のある人には、就職活動（就活）の際に、福祉サービスとして就労支援が用意されています。必要に応じて支援を利用して、就労に結びつけましょう。

就労移行支援を活用できる

まず、就職するとき発達障害があると言うか・言わないかを考えます。どちらの場合でも、就労支援は受けられます。就労支援には、就労移行・就労継続・就労定着の三つがありますが、発達障害のある人は「就労移行支援」を利用することが多いようです。

相談する

就労支援サービスを受けるかどうか、どこで受けるかなどを相談しましょう。

親　**学校**　**支援者**

就活時に決めておくこと

発達障害の診断がある場合、障害があることを職場に言う（オープンにする）か、言わない（クローズにする）かを決めます。一長一短あるので、相談しながら決めてもいいでしょう。

発達障害の診断がある

→ **オープン**
応募の段階から発達障害があることを伝える

→ **就労したら**
合理的配慮が受けられるが、企業によって異なるので、事前の確認が必要。仕事が制限されることもある

→ **クローズ**
就職しても発達障害があることは言わない

発達障害の診断がない

（クローズ、発達障害の診断がない）→ **就労したら**
就労したら不得意なことを伝えても、配慮は受けられず、ほかの人と同様の働き方を求められることがほとんど

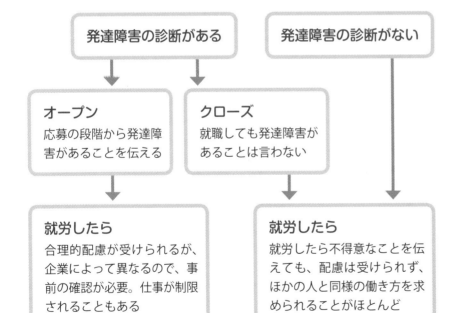

就労支援を受ける

就労移行支援は、一般企業への就職をめざす障害のある人を支援するサービスです。就労後は、就労定着支援につながっていきます。

就労移行支援

就職するための支援。ハローワークなどの公的機関や、民間の支援事業所などで受ける

原則２年間なので、受けるなら、高校や大学に在学中か、卒業してから相談するとよい

プログラムを選ぶ

プログラムは支援の提供者（事業所など）によってちがうので、どこで受けるか、見学してから選ぼう

プログラムにそって

仕事の模擬体験、履歴書の書き方、面接の受け方、職場のマナーなど、就労に向けて訓練する

トライアル雇用も

原則３ヵ月間の試用期間を設けて、実際に働いてみる。企業も自分もどちらもよいと思ったら、本採用になる。ハローワークで紹介してもらう

就職

就労定着支援

就職後も職場になじんで仕事が続けられるように、スタッフが企業側と連絡をとりながら、本人への支援を続ける

注意

自分に合ったプログラムを

就労移行支援のプログラムは、提供する事業所によって差があります。なかには軽度知的障害の人向けなど、自分に合わないことも。自分の強みを生かせる職業を考え、合ったプログラムを選ぶようにしましょう。

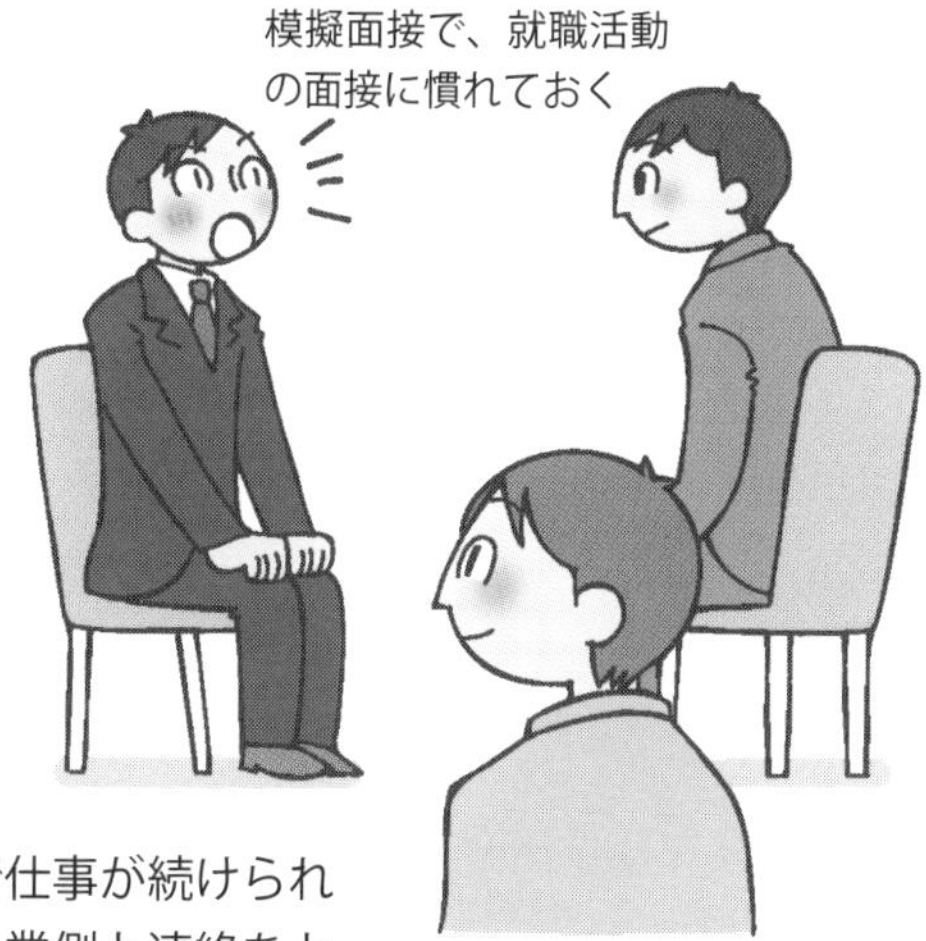

自分に合った作業の進め方を知っておこう

タイプのちがう人と組むのもよい方法

多くの仕事は情報処理が必要です。情報処理のしかたは、段階的に進めるタイプと、全体を把握して同時進行するタイプがあります。

自分の情報処理のしかたを把握しておきましょう。得意な作業と苦手な作業がわかります。苦手な作業をするときには、それが得意な人と組むのもいい方法です。

情報処理のしかたのちがいには、視覚、聴覚など、どの感覚系が優位になるかも、大きくかかわっています。左記の三タイプから自分の優位感覚を知っておけば、指示の受け方など、仕事の進め方の参考になるでしょう。

また、優先順位がわからなくなる人もいます。優先順位がわからないときには、「どれを先にしたらいいでしょうか」などと、相談してもいいでしょう。

優位感覚のタイプと対策

▶ 視覚タイプ

- 指示は書面などのマニュアルがあるとよい
- 図や写真などがあると、よりよい
- メモをとるようにする

▶ 聴覚タイプ

- 指示は、口頭での説明もしてもらう
- 書面やメモは声を出して読み上げてみる

▶ 体得タイプ

- 実際に体を動かしてみる
- やりながらやり方を覚えたり、改善したりする

正式なアセスメントではないが、自分の優位感覚を知るには、「えでゅけルン学習スタイルチェッカー」を使うのもよい。iPhone で App Store から無料でダウンロードできる

5 親が今できること

子どもが社会に出ていく今だからこそ、
親がしておきたいことがあります。
子どもがひとりで生きていくとき、
道に迷わないように
支えてくれる人たちとの
つながりをつくっておきましょう。

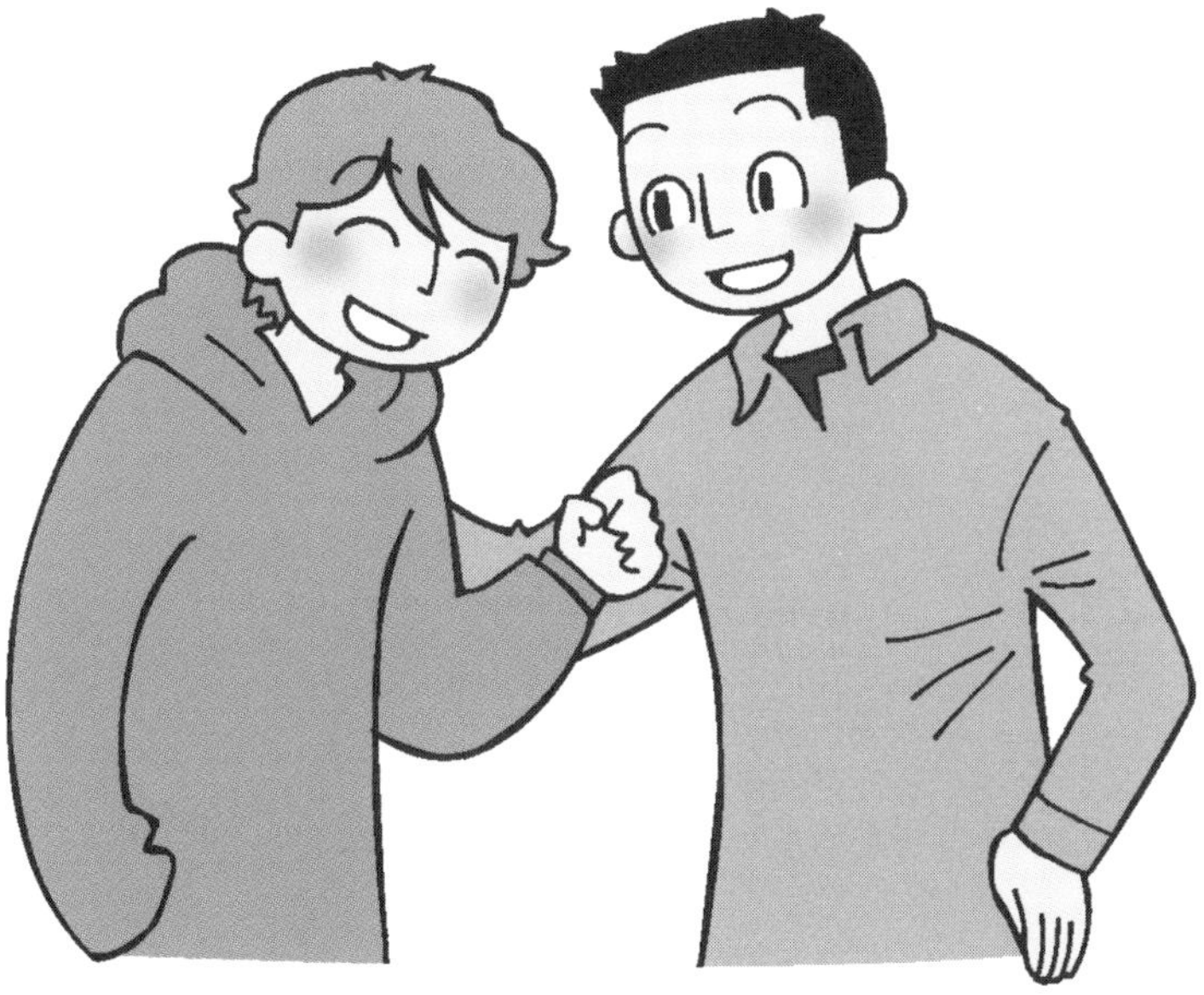

親子関係①

自分たちを責めないことがたいせつ

発達障害は一般に知られてきたとはいえ誤解も多く、批判されたり、冷たい目でみられたりしている親はまだ多いです。発達障害は、育て方の失敗などではありません。自分たちを責めるのはやめましょう。

責任を感じつづけてきた

これまで、批判されてきた親は少なくありません。子どもに発達障害があることを、自分たちの育て方のせい、子どもの失敗は自分たちのサポート不足などと、責任を感じつづけてきました。

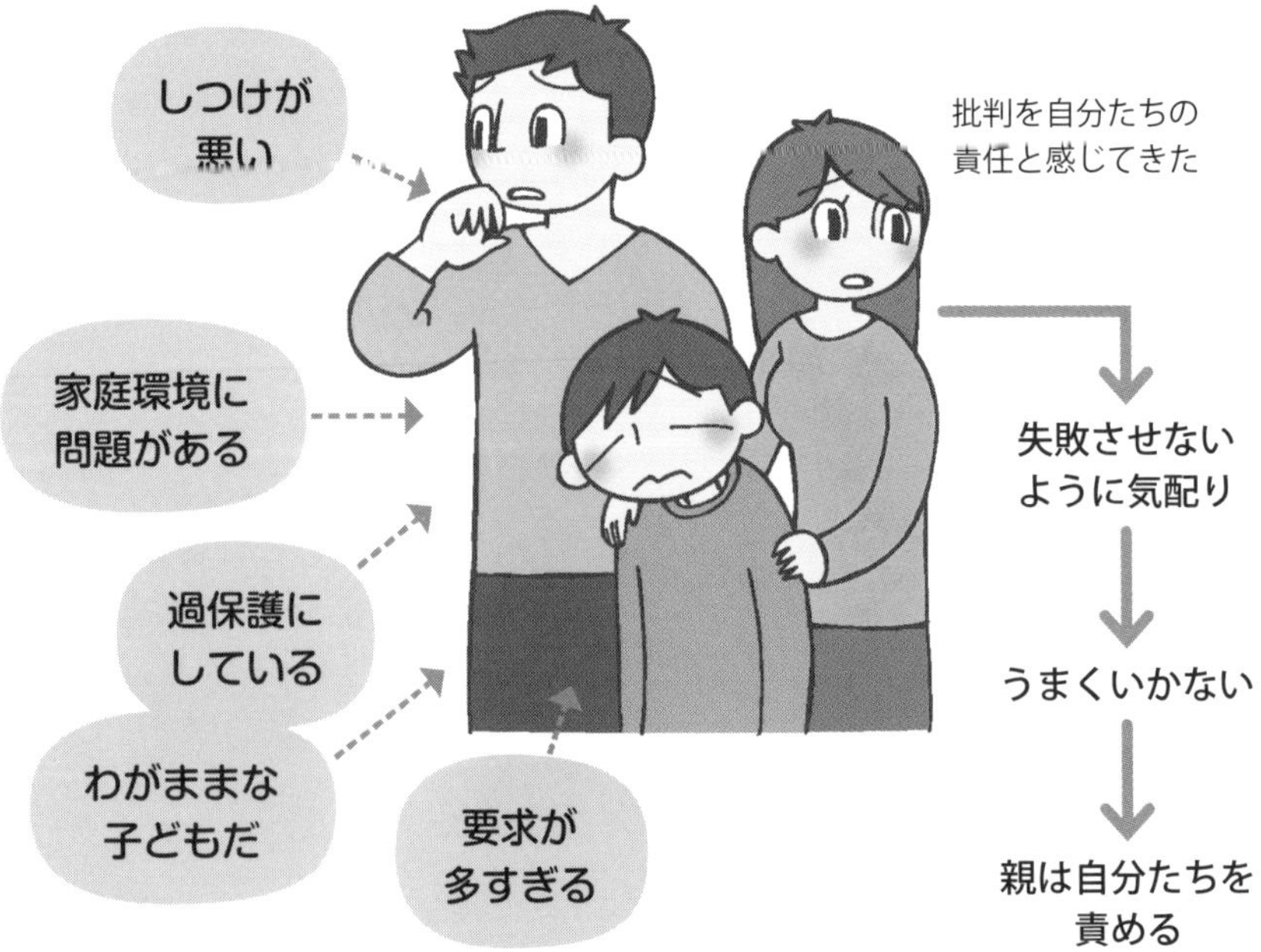

しつけが悪い
家庭環境に問題がある
過保護にしている
わがままな子どもだ
要求が多すぎる
批判を自分たちの責任と感じてきた
失敗させないように気配り
うまくいかない
親は自分たちを責める

自分たちも子どももだれも責めないで

失敗させないよう、周囲に適応できるよう、親は子どもに心をくだいてきたでしょう。でも、結果が出なかったり、トラブルが起きたりすると、サポートが適切でなかったなどと自分たちを責めてしまいます。また、発達障害に気づくのが遅かったと自責の念にかられている親もいます。

けれども、子どもがここまで成長できたのは、親がいたからこそ。自分たちも、子どもも、だれも責めないでください。今こそ、問題点を分析して、折り合いをつけて、支援してくれる人に感謝する、練習期間なのです。

発想を変えよう

つらいことがあっても、がまんすることが美徳だと思っていませんか。それは思い込みというもの。発想を変えましょう。

人様に迷惑をかけてはいけない

▶ サポートは迷惑ではない

発達障害があるとサポートは必要で、それを0にはできません。感謝することを教えましょう。もし、本当に迷惑をかけたときには、きちんと謝ることも教えます。

「ふつうの子」にしたい

▶「幸せな子」にしたい

ほかとちがうことは悪いことではありません。いちばんめざしたいのは、その子が幸せになることでしょう。

失敗させない

▶ 今は失敗ＯＫ

人生に失敗はつきもの。失敗したとき、自分を責めず、落ち着いて対処できることがたいせつです。今はその練習期間です。

結果を出す

▶ 完璧でなくていい

100点でなく、60点でいいのです。結果より過程を重視しましょう。

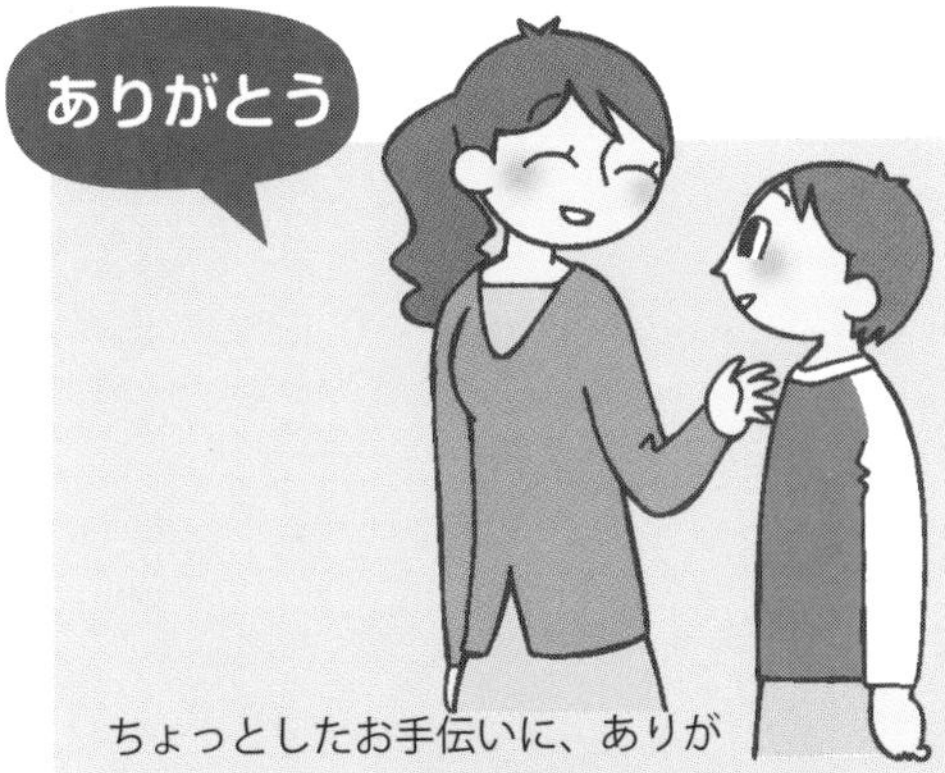

ちょっとしたお手伝いに、ありがとうと言おう。感謝の言葉で、子どもの有用感は高まる

Q ほめて育ててこなかったのですが

ほめて育てることで子どもの自己肯定感が高まるといわれます。けれど、謙遜を重視する日本の文化では、ほめるのは難しいです。ほめて育てていない、とあまり自分を責めないようにしましょう。

「ありがとう」など感謝の言葉も子どもの自己肯定感を高めます。

また、子どもをほめるのは親だけの役割ではありません。だれかにほめられて喜ぶ子に育っているなら、十分です。

親子の間の誤解をといておこう

これまでうやむやにしてきたこと、言わずにがまんしてきたことなどを話し合ってみましょう。誤解していたことがあるかもしれません。子どもが成長した今だから、誤解をとくことができます。

子どもが成長したからできること

親子の間にある誤解をといておきましょう。子どもが小さいときにはできなかった話も、ある程度子どもが大きくなった今だから、話せるのです。子どもも今だから言えることがあるでしょう。

子どもに認知のかたよりがあると、状況を客観的にとらえられないので、思い込みもありえます。話し合うことで、親も「自分には余裕がなかった」「そんなふうに勘ちがいしていたのか」と気づくことがあるでしょう。誤解をとくことで、子どもの自己理解が進み、親子の関係もよくなり、次につながっていきます。

Aさんの場合

Aさんは、我が子が「自分は被虐待児だ」と思い込んでいることに驚きました。想像したこともなかったことですが、話し合うことで誤解がとけました。

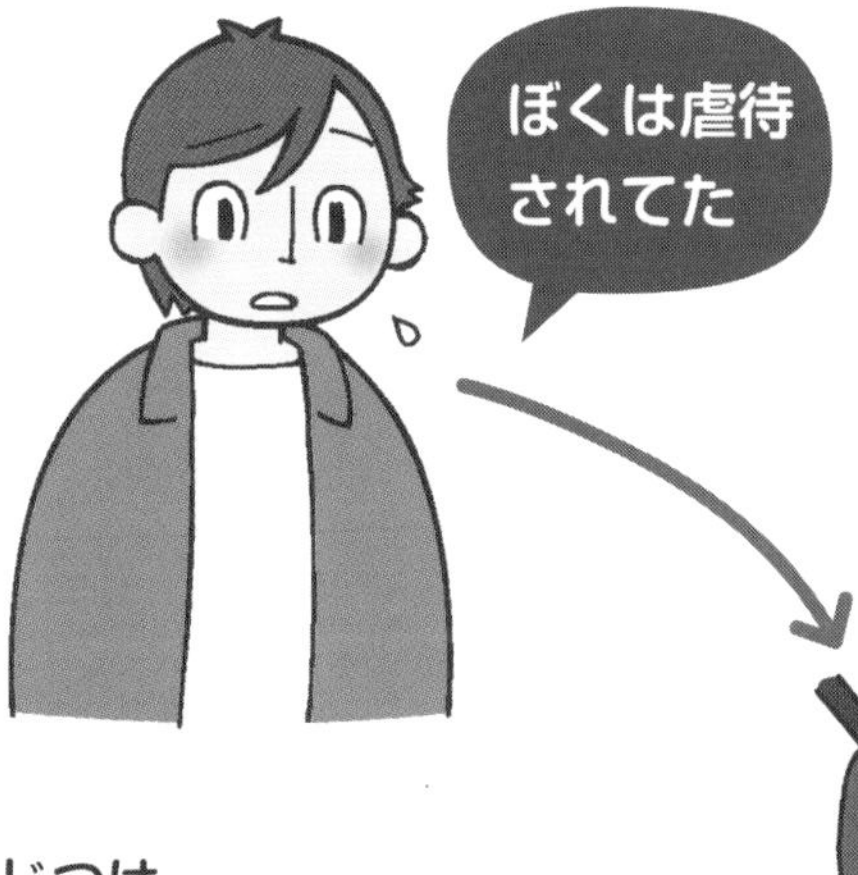

思い込み

子どもは、虐待に関する本を読んで、自分のことだと思った。「母さんは自分の話を全然聞いてくれなかった」と言う

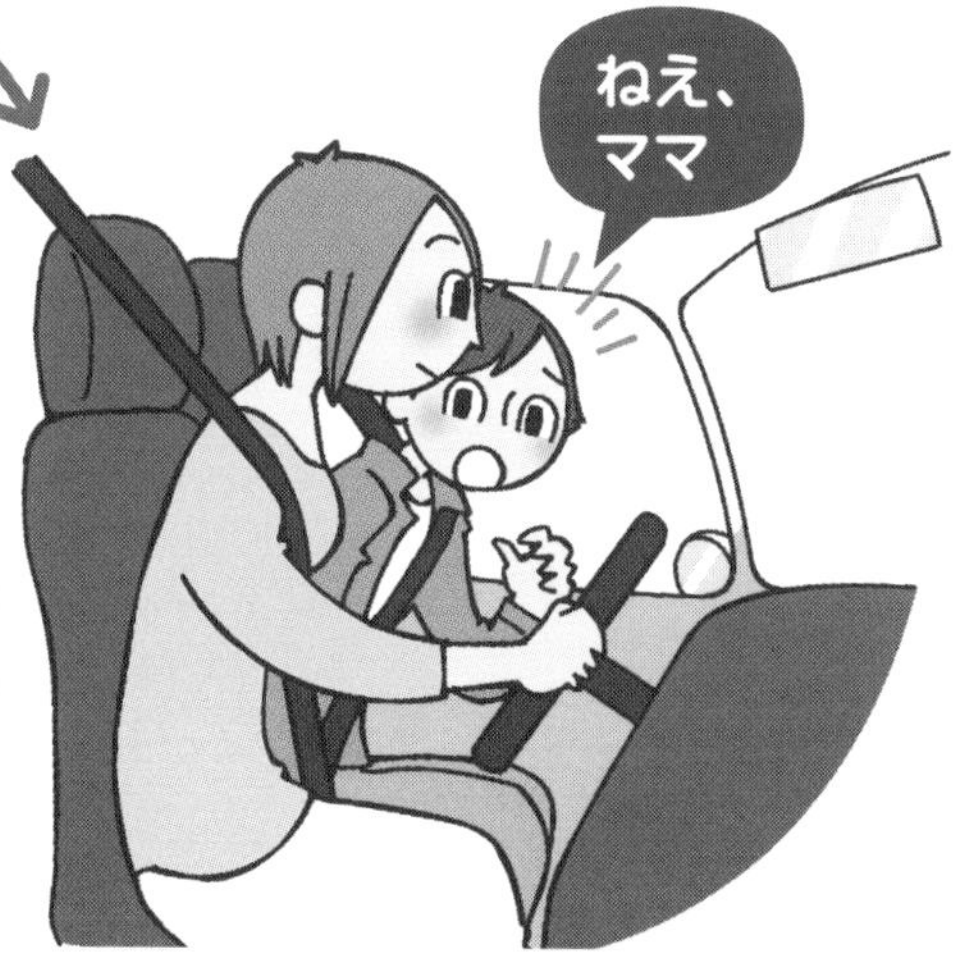

じつは

車で移動するしかない地方で、Aさんは車を運転していることが多かった。運転中は、ちゃんとした返事ができないのだが、子どもはそれがわからなくて虐待だと思い込んでいた

話し合う機会をつくる

子どもには「話してみよう」、親は「聞いてみよう」から始めます。難しいなら第三者に入ってもらうといいでしょう。この話し合いでも誤解が生じかねないからです。

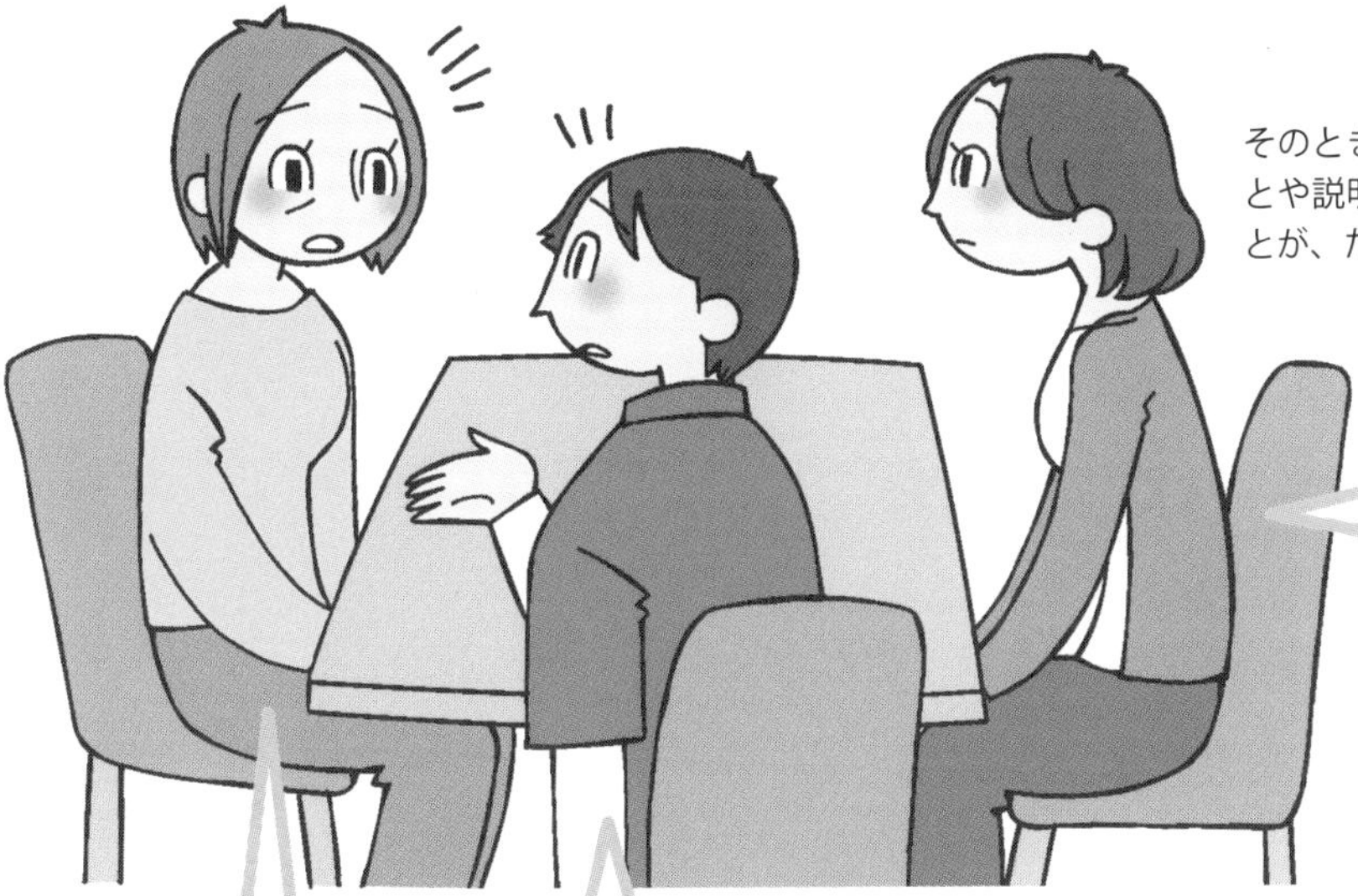

そのときには言えないことや説明できなかったことが、たくさんある

第三者とは

祖父母、親戚、親の兄弟姉妹、支援者など、だれでもいいのです。通訳的な役割をもつことになります。

まず傾聴から

子どもが「あのとき、ぼくは傷ついたんだよ」と言うなら、親はすぐに「そのときには、私にはこういう事情があったから」などと言わずに、まず傾聴・共感しましょう。

ひっかかっていることがあるなら

そのとき少し気になったけれど、確認しないまま、気持ちにひっかかっていることがありませんか。子どもも誤解したまま、本音で話すことや、謝る機会を逃していたかもしれません。

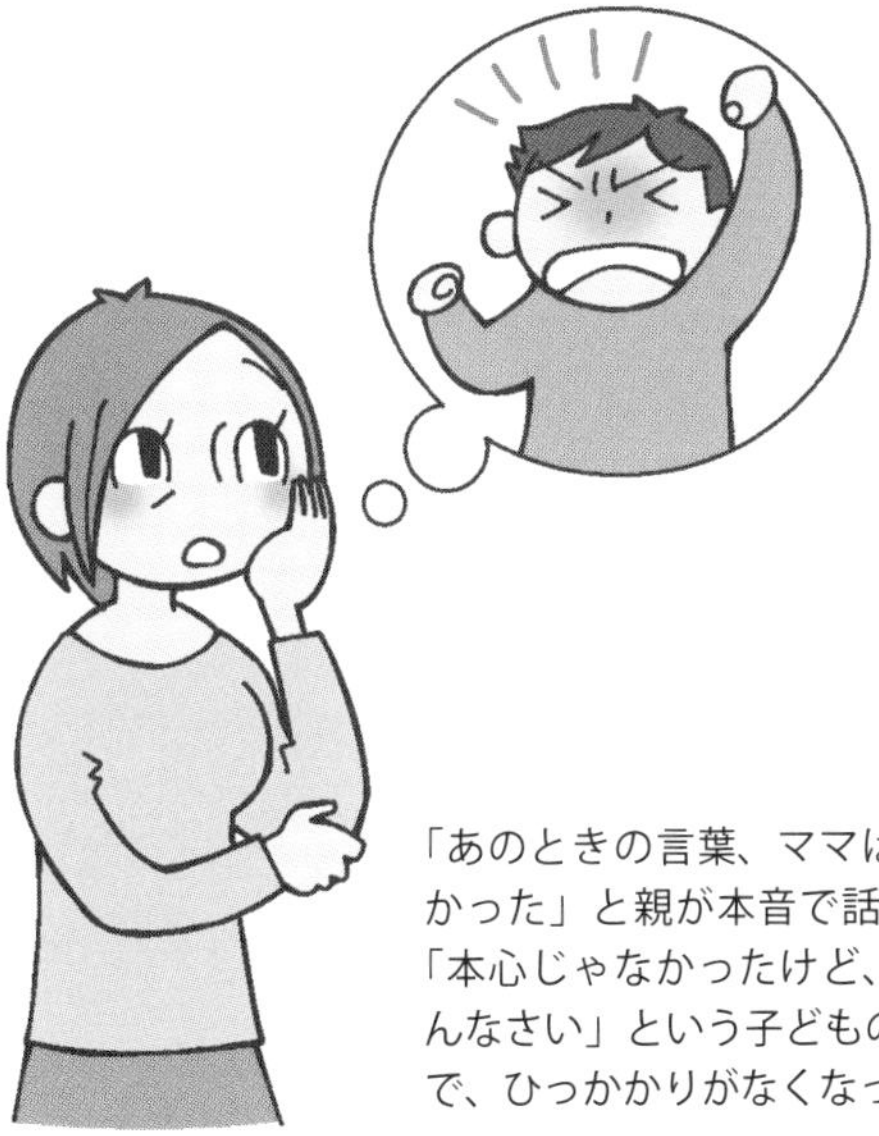

「あのときの言葉、ママは悲しかった」と親が本音で話すと、「本心じゃなかったけど、ごめんなさい」という子どもの返事で、ひっかかりがなくなった

兄弟姉妹のわだかまりを解消しておく

親子の間の誤解をとくことと同じように、発達障害の当事者の兄弟姉妹の心のケアをしておきましょう。発達障害の兄弟姉妹がいることで、わだかまりや被害者意識をもっていることが多いからです。

兄弟姉妹が傷ついていないか

親は発達障害の子どものサポートに一生懸命で、その当事者の兄弟姉妹は、親をとられたように感じていたり、友だちとのコミュニケーションで傷ついていたりすることもあります。

子どもたちが大きくなった今なら、自分たちに余裕がなかったこと、当事者の兄弟姉妹をけっして無視してきたわけではなく、どの子も大事としっかり伝えましょう。

わだかまりがなくなれば、発達障害の子どもの兄弟姉妹は、自ら、支援者になることを選択する場合があり、そうすると、とてもよい支援者になる可能性があります。

わだかまりがあることも

発達障害の子どもの兄弟姉妹は、幼いころに傷つき、それがわだかまりになっていることがあります。

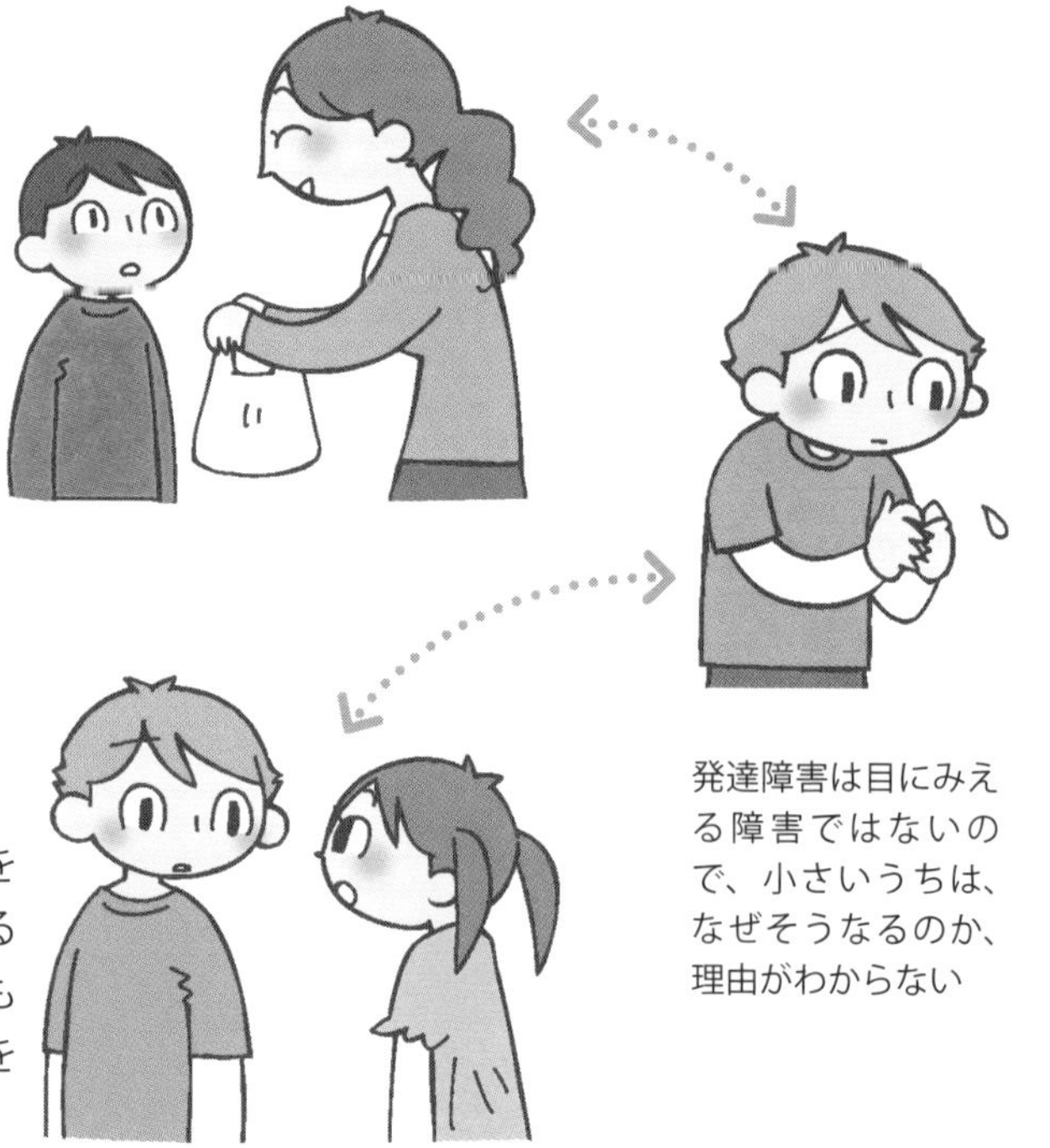

親は

自分が甘えたいのに、発達障害のある子のサポートにとられてしまう

友だちは

きょうだいの悪口を言ってきたり、あるいは悪気はなくても答えられない質問をしてきたりする

発達障害は目にみえる障害ではないので、小さいうちは、なぜそうなるのか、理由がわからない

兄弟姉妹に今できること

わだかまりを解消するように、話をしましょう。親が言いづらいなら、支援者から言ってもらってもいいでしょう。ヤングケアラーという形で子どものころから精神的につらかったかもしれません。また、発達障害は一生続きます。親がいなくなったあとは、兄弟姉妹に過度の負担がかからないように、今から準備しておきます。

1 言葉で伝える

子どもたちが成長した今は、ようやく兄弟姉妹に目が向く時期です。「これまで、やりたかったけれどできなかったの」「あなたを無視していたわけではないのよ」などと、きちんとＩメッセージで伝えてみましょう。わかってもらえることもあります。

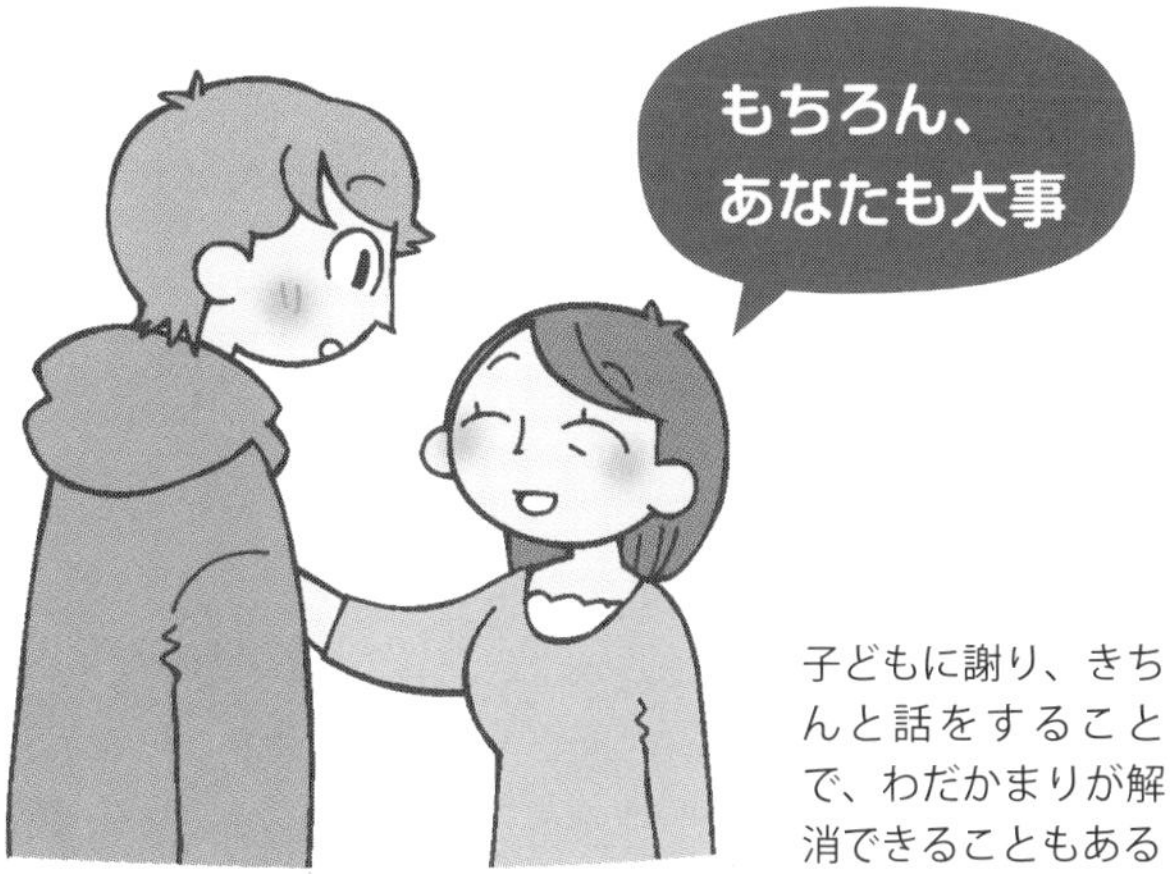

子どもに謝り、きちんと話をすることで、わだかまりが解消できることもある

2 支援者とつなぐ

兄弟姉妹が、自分ひとりでなんとかしようと苦しまないように、支援のしくみを教えておきます。ソーシャルワーカーなどの相談先や、必要なら成年後見制度も説明します。

ひとりに背負わせない

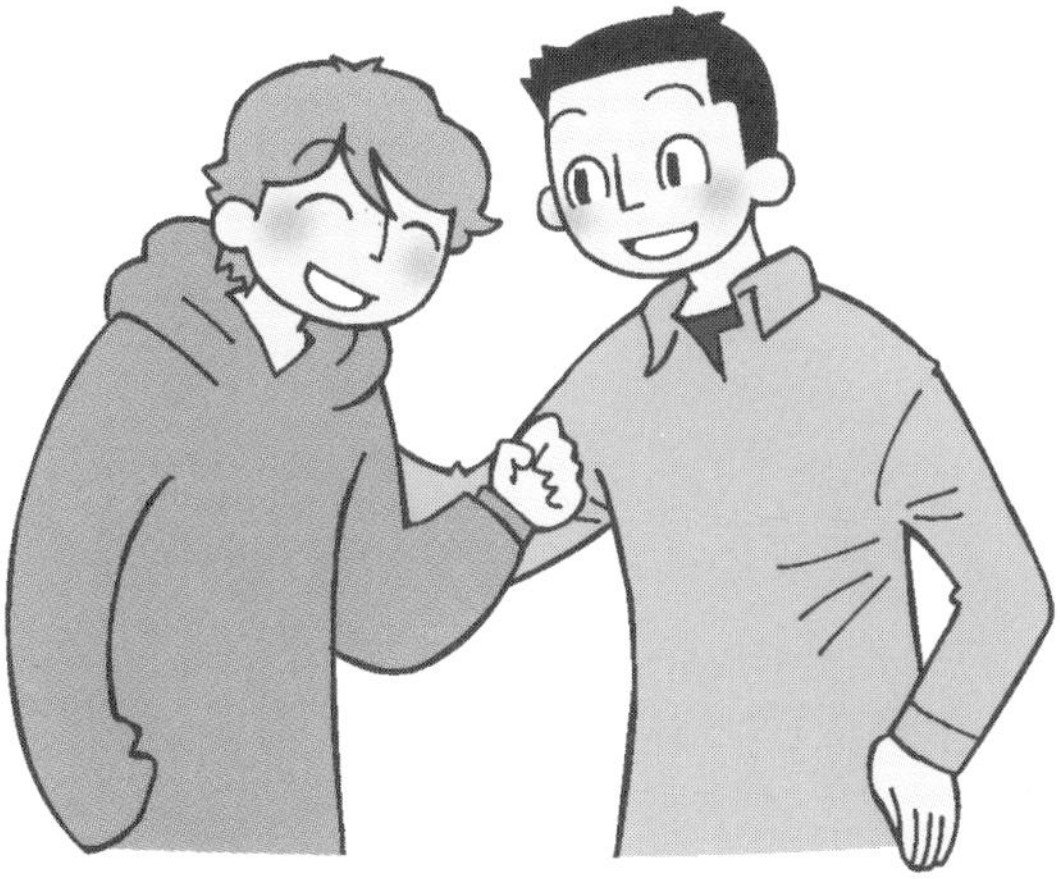

兄弟姉妹はずっとケアが続くが、さまざまなサポートを利用すれば、いい支援者になることが多い

ヤングケアラーとは	本来、大人が担うと想定されている家事や家族の世話などを日常的におこなっている子どものこと。責任や負担の重さにより、学業や友人関係などに影響が出てしまうことがある（厚生労働省）

セルフケアで受け入れ態勢をつくる

子どもが「相談したいことがある」と言ってきたとき、親に話を聞く余裕があることがたいせつです。自分の体や心が疲れていると感じたら、特にセルフケアを忘れずにしましょう。

相談にのる余裕をもっておきたい

体や心に余裕がないと、子どもからもちかけられた相談に、イライラしたり、ぞんざいに応えてしまったりしかねません。まして、これまでの誤解やわだかまりをとろうと話し合うのなら、真摯で温かみのある態度が必要です。

親は長い間子どものことでストレスフルだったでしょう。自分たちをいたわることもたいせつです。セルフケアをして、ゆとりをもちましょう。それは、子どもの相談にのる態勢をつくることにもなります。安全・安心な状況をつくることが、子どもとのつながりをつくるポイントです。

余裕をなくしていない？

子どものサポートに一生懸命に取り組んできて、心身ともに疲弊していないでしょうか。下記のようなことがないか、自分に注意を向けてみましょう。

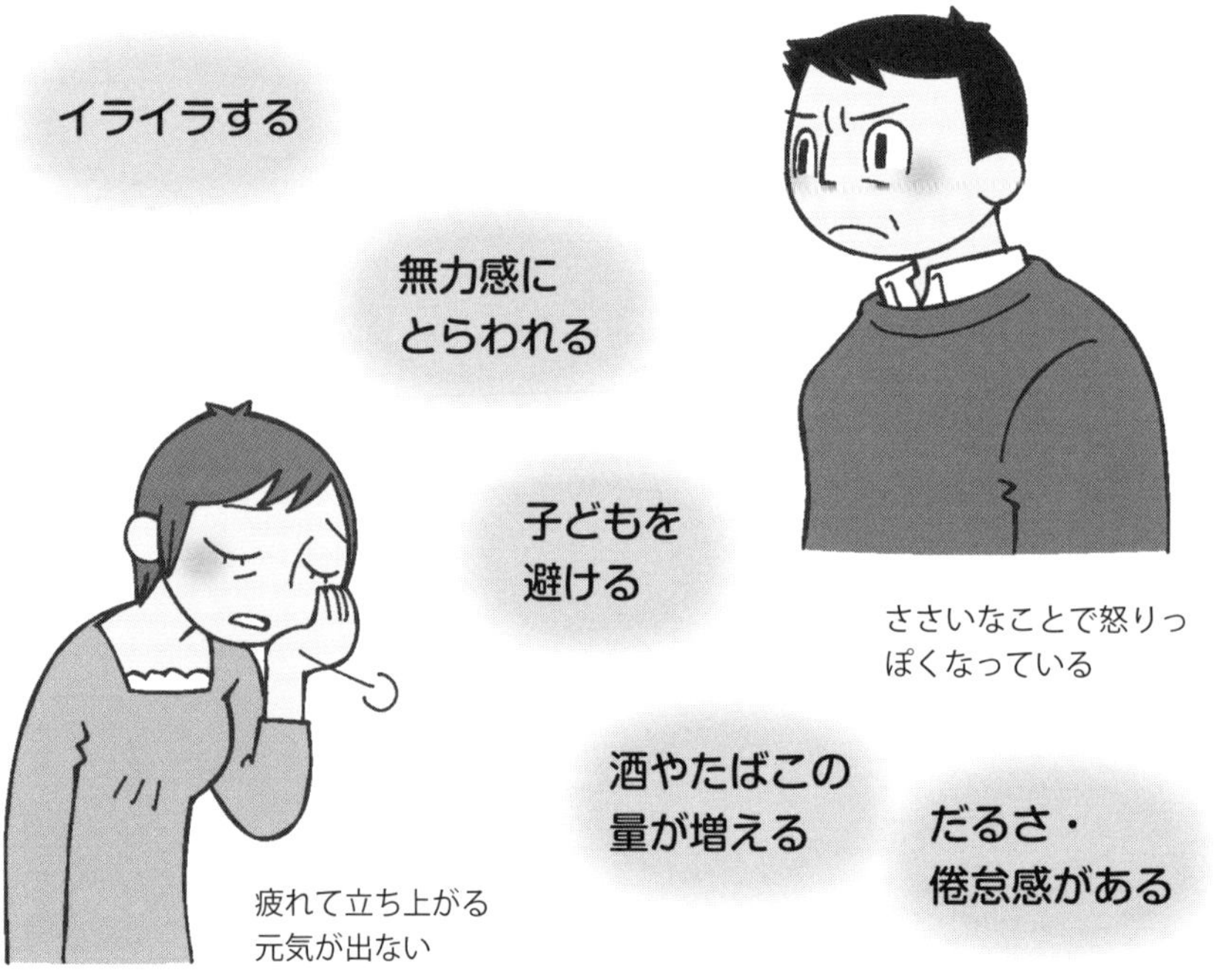
イライラする
無力感にとらわれる
子どもを避ける
酒やたばこの量が増える
だるさ・倦怠感がある
ささいなことで怒りっぽくなっている
疲れて立ち上がる元気が出ない

心身にゆとりをとり戻す

自分でも気づかないうちにストレスがたまっていないでしょうか。セルフケアは、ストレスケアでもあります。心身のゆとりをとり戻しましょう。

体の調子

- 十分に寝る
- きちんと食べる
- 運動をする

心の調子

- おしゃべりをする
- 趣味を楽しむ
- がんばりすぎないでほどほどにする

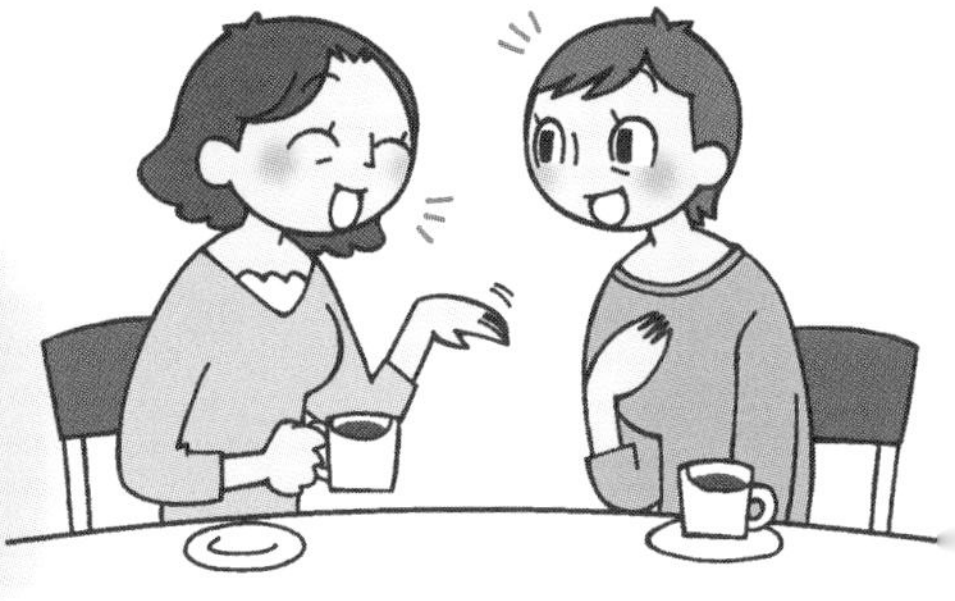

友だちとの気楽なおしゃべりは、ストレスケアに効果的

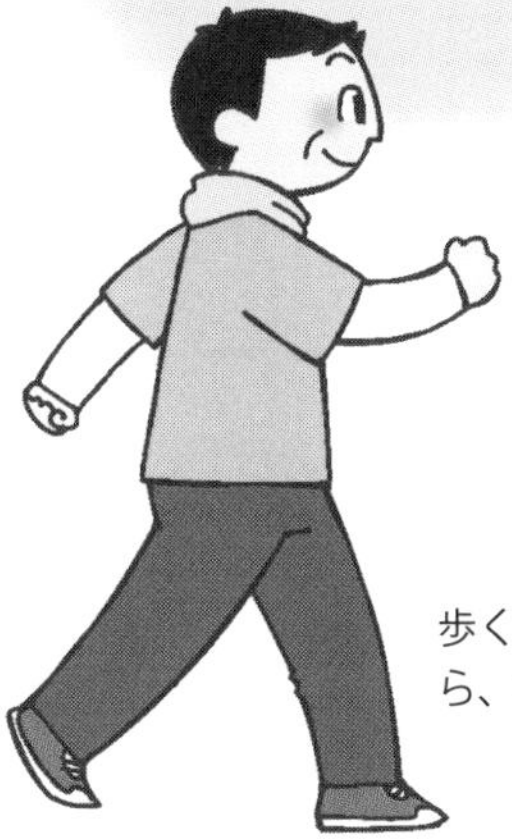

歩くだけでもいいから、体を動かそう

ゆとりが生まれる

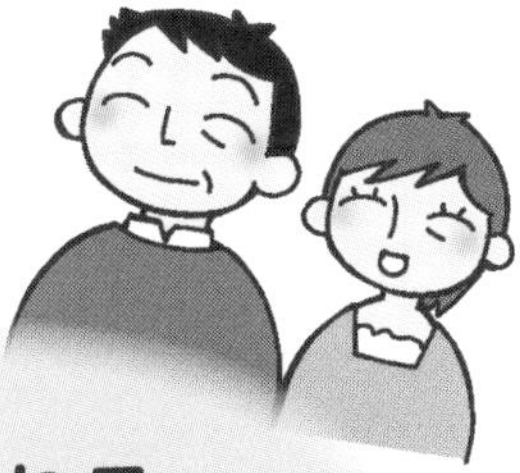

相談にのれる

このころに心がけたいのは、なにを言うかより、なにを言わないか。言いすぎないようにします。そして、子どもがどう受け取ったかが重要です。

注意

どう言うかより、どう受け取ったか

「○○しないとダメよ」と注意した言葉を、否定されたと受け取ったり、「あなたってすごいわね」とほめたはずが、プレッシャーになったり。子どもがどう受け取ったかが大事です。

これは子どもに聞かないとわからないことです。子どもが「そう言われるとつらい」などと言えるよう、家族どうしがＩメッセージで伝えられる関係性をつくっておきましょう。

自己決定させることにこだわらない

子どもは成長するにつれ、支援者から「自己決定がたいせつ」とアドバイスされることも多いでしょう。ただ、これは子どもの特性にもよるということを注意しておきましょう。

サポートが必要な子もいる

就職活動や大学受験のときなどに「あなたが決めないといけない」などと親が言うと、決められずに悩んでしまう子どもがいます。

「自己決定がたいせつ」と子どもに言う前に考えてみましょう。子どもは自己理解や周囲を分析する能力があるでしょうか。自己決定して失敗したとき、その後処理が自分でできるでしょうか。

自己決定ができるかどうか、年齢は関係ありません。高校生でも大学生でも、二〇歳になっても自己決定できない子どもはいます。子どもによっては、自己決定をサポートする必要があるのです。

Bさんの場合

Bさんは、子どもを自立させる時期だと考え、いつも行っている病院に、ひとりで受診させることにしました。

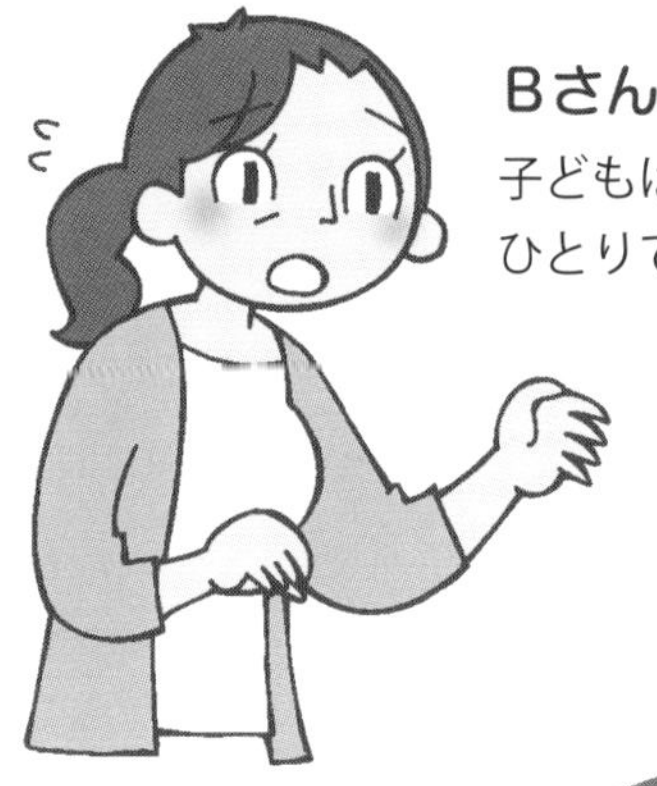

Bさんは

子どもはもうすぐ 20 歳。「病院にひとりで行きなさい」と言った

ところが

医師から「なにかありましたか」と聞かれても、「なにもありません」と答えた子ども。薬の副作用があったのに、なにも言わずに帰ってきた

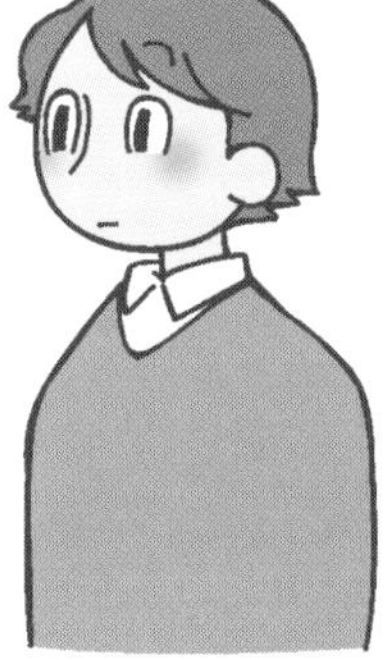

これからは

言い方がわからなかったのか、副作用があることがわかっていなかったのか。Bさんは、今度は診察室に一緒に入ることにした

決定のサポートを

子どもには自己決定ができそうもないとしても、親が決めるのではなく、決定のサポートをしていくようにしましょう。「自己決定」にこだわるのはやめましょう。

❶ メリットとデメリットを考えさせる

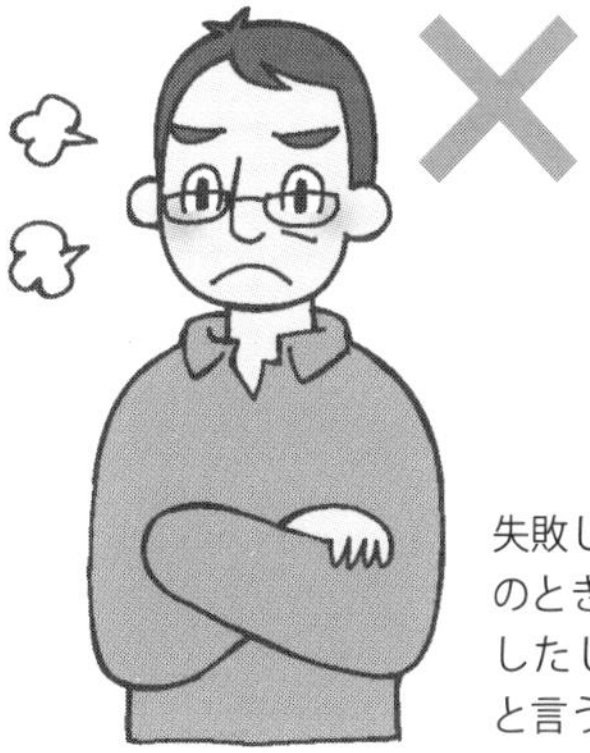

失敗したとき、「あのときアドバイスしたじゃないか」と言うのは禁句

決定する前にメリットとデメリットを考えるように促しましょう。こっちを選ぶとこういうことが起こるかもしれないけれど、そのときどうするか考えておこう、などと決定までのプロセスをサポートします。

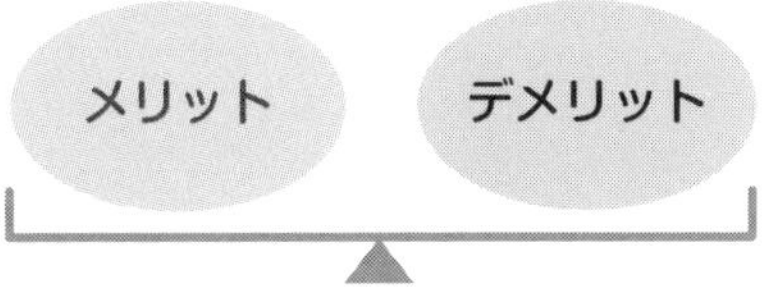
メリット
デメリット

❷ いきなりつきはなさない

今までにフルサポートをしてきて、決定するスキルや因果関係を教えていないのに、いきなり「自己決定しなさい」とサポートをやめるのは無理です。「一緒にやる＆見守る」が長く必要なのです。

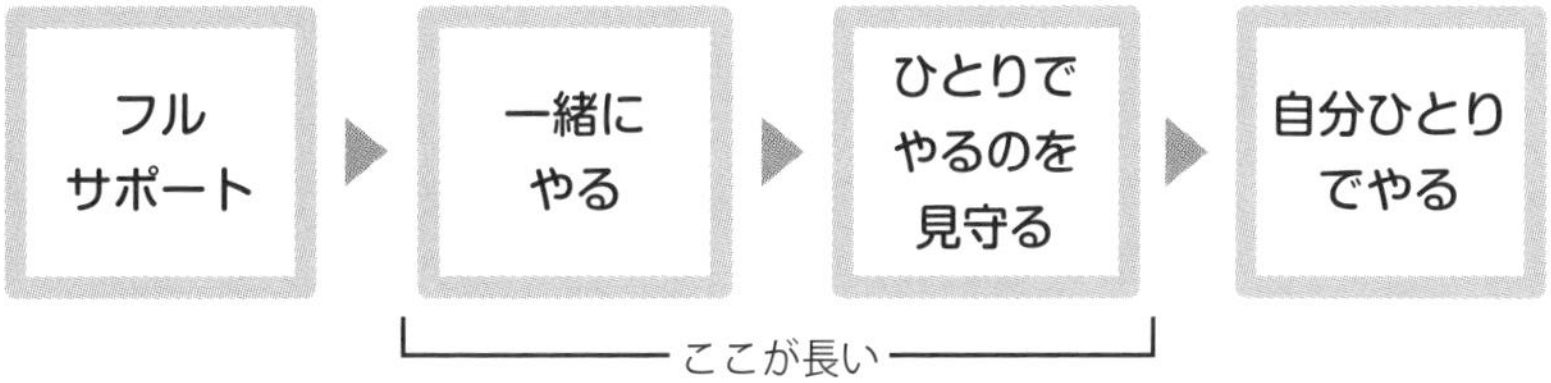
フル
サポート
一緒に
やる
ひとりで
やるのを
見守る
自分ひとり
でやる
ここが長い

❸ 情報の出し方を工夫する

情報を集めたら、子どもが選びやすいように出します。プリントして、ひとつずつ、それをおこなったときのメリットとデメリットを一緒に考えてもよいでしょう。

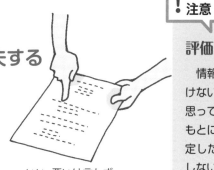

いい・悪いは言わず、事実を伝える

注意

評価しない

情報は集めるだけで、おしつけないようにします。よかれと思ってするアドバイスが怒りのもとになることも。子どもが決定したことをいきなり「評価」しないでまず肯定しましょう。

コラム

本人が相談できる場を一緒に探しておく

ひとりで相談に行けるように

困ったとき、ひとりで相談に行けるように、支援者とつないでおきましょう。SOSを出す相手を探しておくのです。

例えば大学に入ったとき、どこに相談すればよいかを親が視察しておきます。そのうえで子どもに、具合が悪くなったら、学生相談室があり、学生相談室のどの先生に相談したらいいかなど、相談先を決めておくと安心です。また、相手にも、その子の状態を伝えておくほうがいいでしょう。

困ったことがあっても自分から友だちや支援者に相談できるようになったら、もはや障害とはいえず、状態（コンディション）になります。親以外の相談できる相手や場を事前に、ときには一緒に探し、親は徐々にフェイドアウトしていくように心がけましょう。

身近な人に

- 学校の先生
- 習い事の先生
- スクールカウンセラー
- スクールソーシャルワーカー
- セラピスト
- 主治医
- 親の兄弟姉妹
- いとこなど親戚
- バイト先の人
- 友人
- 先輩　など

公的機関

- 発達障害者支援センター
- 障害者就業・生活支援センター
- 地域若者サポートステーション

健康ライブラリー
発達障害《はったつしょうがい》の人《ひと》が
自《じ》己《こ》実現力《じつげんりょく》をつける本《ほん》
社会《しゃかい》に出《で》る前《まえ》にできること

2023年6月6日　第１刷発行

監修	高山恵子（たかやま・けいこ）
発行者	鈴木章一
発行所	株式会社 講談社 東京都文京区音羽２丁目-12-21 郵便番号　112-8001 電話番号　編集　03-5395-3560 販売　03-5395-4415 業務　03-5395-3615
印刷所	凸版印刷株式会社
製本所	株式会社若林製本工場

N.D.C.493　98p　21cm

KODANSHA

ISBN978-4-06-531957-4

■ 監修者プロフィール

高山恵子（たかやま・けいこ）

ＮＰＯ法人えじそんくらぶ代表。ハーティック研究所所長。臨床心理士。薬剤師。昭和大学薬学部兼任講師。特別支援教育士スーパーバイザー。昭和大学薬学部卒業後 10 年間、学習塾を経営。1997 年アメリカ・トリニティー大学大学院教育学修士課程修了。1998年同大学院ガイダンスカウンセリング修士課程修了。帰国後、ＡＤＨＤを中心に高機能の発達障害の当事者と家族のための会「えじそんくらぶ」を始める。ＡＤＨＤ等の発達障害のある人のカウンセリングや教育を中心に家族支援、キャリア就労支援などを行う。セミナー講師としても活躍中。主な著書に『ありのままの自分で人生を変える 挫折を生かす心理学』(共著／本の種出版)、『自己理解力をアップ! 自分のよさを引き出す 33 のワーク』(合同出版)など。

■ 参考文献・参考資料

高山恵子著『自己理解力をアップ! 自分のよさを引き出す33のワーク』合同出版

高山恵子著『2E 得意なこと苦手なことが極端なきみへ 発達障害・その才能の見つけ方、活かし方』合同出版

高山恵子著『ライブ講義 高山恵子Ⅰ 特性とともに幸せに生きる』岩崎学術出版社

高山恵子著・監修『学研のヒューマンケアブックス 親子のストレスを減らす 15 のヒント 保育・教育・福祉現場の保護者支援に』学研教育出版

高山恵子、平田信也著『実践! ストレスマネジメントの心理学』本の種出版

高山恵子、平田信也著『ありのままの自分で人生を変える 挫折を生かす心理学』本の種出版

岩波明監修『おとなの発達障害 診断・治療・支援の最前線』光文社新書

モナ・デラフーク著、花丘ちぐさ訳『発達障害からニューロダイバーシティへ ポリヴェーガル理論で解き明かす子どもの心と行動』春秋社

ステファン・W・ポージェス著、花丘ちぐさ訳『ポリヴェーガル理論入門 心身に変革をおこす「安全」と「絆」』春秋社

山下京子「ニューロダイバーシティの観点から見た発達障害学生の就労支援」広島女学院大学人間生活学部紀要 第７号

●編集協力　オフィス 201（新保寛子）
●カバーデザイン　長﨑 綾（next door design）
●カバーイラスト　山田だり
●本文デザイン　南雲デザイン
●本文イラスト　めやお

高山恵子監修の本

好評既刊 健康ライブラリー シリーズ

■小学生から思春期にさしかかるころに

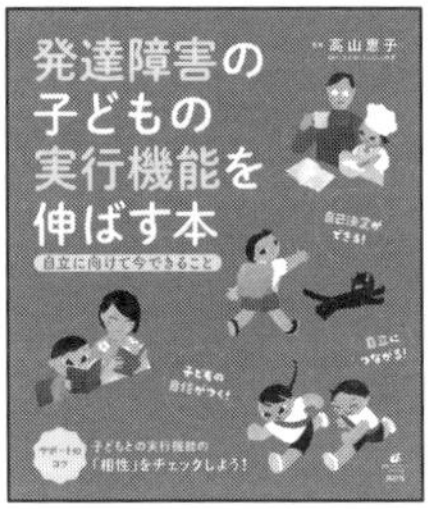

発達障害の子どもの
実行機能を伸ばす本
自立に向けて今できること

子どもの自立を考えるなら、まず実行機能を理解し、伸ばしましょう。
子どもとの「相性」から、サポートのコツを具体的にアドバイスします。

ISBN978-4-06-523128-9

■思春期にさしかかった以降の中高生へ

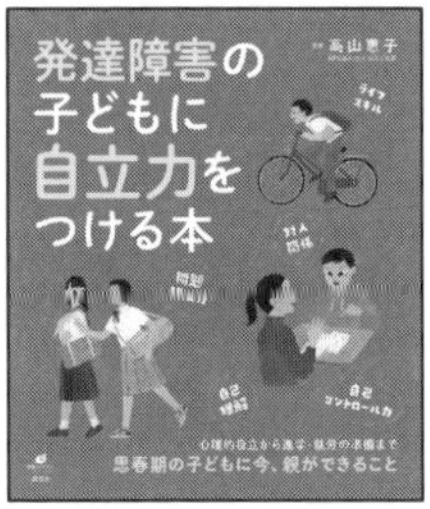

発達障害の子どもに
自立力をつける本

子どもの心理的自立に向けて、親や支援者ができることがあります。
もっとも大事なのは、ＳＯＳを出せるようになることです。

ISBN978-4-06-527659-4

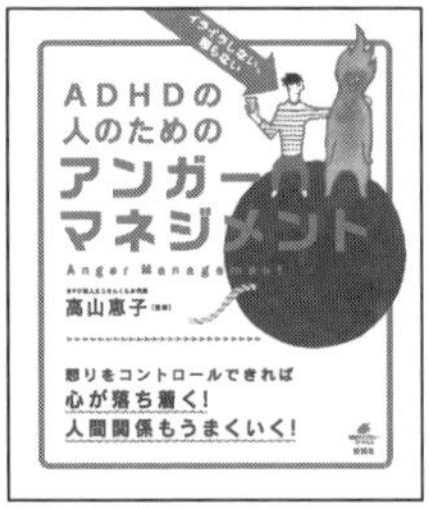

イライラしない、怒らない
ＡＤＨＤの人のための
アンガーマネジメント

怒りをコントロールすることは、社会生活に大きなプラスになります。
気持ちが落ち着き、能力を発揮でき、人間関係もうまくいくでしょう。

ISBN978-4-06-259855-2